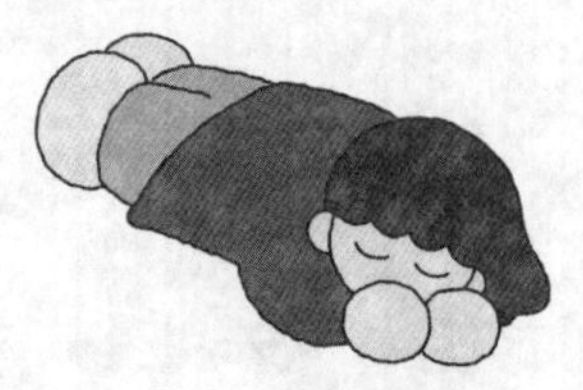

無意識さんの力でぐっすり眠れる本

大嶋信頼

ダイヤモンド社

はじめに

「ストレス」と「眠り」は密接に関係している――。

これは巷でもよく言われていることですが、私自身も心理カウンセラーとしてのキャリアを通して、強く実感しています。

- **布団に入ると、つい仕事のことを考えてしまい、頭がさえて眠れない**
- **「悩み」や「不安なこと」が次々と頭に浮かんで眠れない**
- **嫌いな人が頭に浮かんでイライラして眠れない**

これらは、私のカウンセリングルームに来る方に多い悩みです。

今この本を読んでくださっている方も、同じような悩みがあるかもしれません。

仕事や人間関係がうまくいかない、といった日常生活の悩みを抱える方は、同時に不眠気味になっていることもよくあります。

世界保健機関の調査によると、世界の人口のおよそ10～30％が慢性的な不眠に悩まされているそうです。私がこれまで見てきたクライアントは30年でのべ9万人いますが、そのほとんどの方が眠りにも問題を抱えていました。

〝催眠〟の作用でよけいな力が抜けていく

私は睡眠の専門家ではないので、「睡眠問題を解決しよう」と思って治療しているわけではありません。けれども、心理療法のひとつである**「催眠療法**（**現代催眠**）**」**を行うと、クライアントは日常生活で悩んでいることが改善するだけではなく、不思議と眠れるようになります。

それは、催眠の作用が働くことで、不安や恐怖が消え、自然とリラックスできるよ

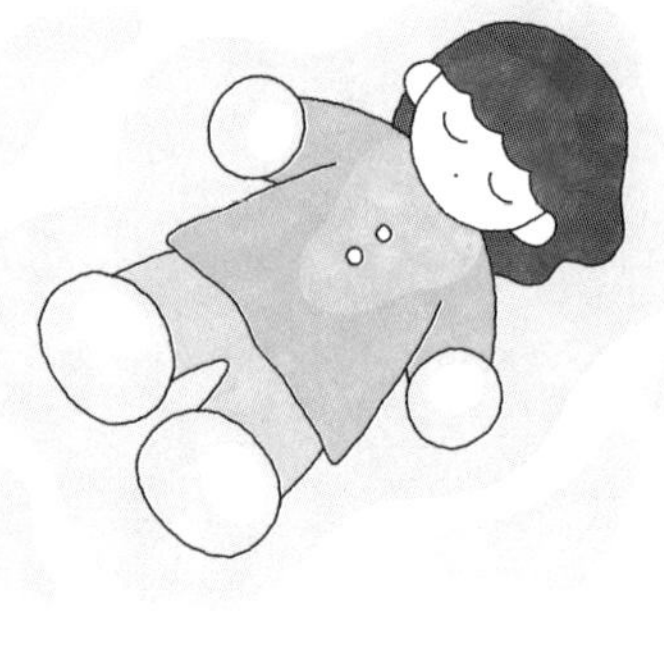

うになるからです。

次の様子を思い浮かべてみてください。


あなたは水の上に浮かんでいます。

力を入れると体が沈んでしまいます。

力を抜くと、浮力によって勝手に体が浮かんでいきます。


私たちは不安なことがあると、「自分でなんとかしなければ」と思って、つい力んでしまいます。

これは水中で力んで、沈んでしまうようなもの。

「一生懸命考えることで解決しよう」と思うと、いつまでもグルグル考え続けて眠れなくなります。

この「考えすぎてしまうクセ」を手放すには、水の中で浮力に体を任せるように、〝**無意識**〟に委ねることが大切です。

「無意識」とは何か

人間には「**意識**」と「**無意識**」があります。

私たちは常に意識的に考えて行動しているつもりですが、実際はほとんど無意識のうちに行動しています。

たとえば、自転車に乗っているときを想像してみてください。

自転車に乗っているときは、「倒れないようにしよう」と考えて運転しているわけではないですよね。何も意識しなくても、自転車を乗りこなしています。これは無意識が働いているおかげです。

自転車に乗り始めた頃は、何度も練習して、転んだりすることをくり返した経験があるでしょう。

でも、一度自転車に乗れるようになってしまえば、「まっすぐ進みたい」と思うだけで、自転車を意識せずに自由に乗りこなせるようになります。

自転車の運転の場合は、練習を重ねるうちに無意識のうちにできるようになるものですが、呼吸やまばたきなどのように、最初から意識せずに、無意識のうちにやっていることもあります。

「睡眠」も呼吸やまばたきと同じで、「寝よう！」と意識して行うものではなく、無意識のうちに行っていることです。

では、なぜ無意識にできるはずの睡眠が、うまく取れなくなるのでしょうか。

それは、寝る前に考えすぎている＝意識が働きすぎているためです。

この意識の働きすぎを止め、無意識に委ねられるようになれば、ぐっすり眠れるようになります。

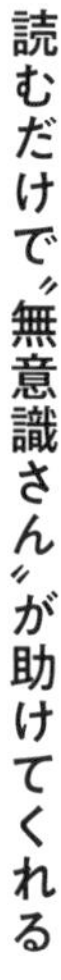

読むだけで〝無意識さん〟が助けてくれる

では、どうやって無意識に委ねればいいのでしょうか？

この本では先ほどお伝えした「催眠療法（現代催眠）」を使って、無意識を働かせていきます。

催眠というと、怪しげに思う方もいるかと思いますが、れっきとした心理学の手法です。催眠療法は、その人が本来持っている力を発揮できるようにするものです。

アスリートが試合の前に独特のルーティンの動作を取ることがありますが、それには**意識の働きを止め、無意識の力に委ねる＝本来持っている力を発揮する、**という意味合いもあります。

催眠は、意識を混乱させることで無意識を働かせるもの。通常、催眠は丁寧にやると、意識を混乱させるまでの導入にけっこう時間がかかるようです。

私のカウンセリングでも、最初のうちはクライアントに丁寧に催眠をかけていました。

でも、「もっと簡単に意識を混乱させることができるのでは?」と思い、**「暗示フレーズ」**を考案して使うようになりました。すると、**催眠導入に長時間かけたときと同じくらい、クライアントに効果を発揮**しました。

この本で紹介する**「魔法の暗示フレーズ」**も、実際にクライアントに使ってもらって効果を発揮したものです。この暗示フレーズには、意識を混乱させる「**暗喩**(**メタファー**)」を入れているので、頭の中で唱えるだけで、丁寧な催眠をかけたときと同じように無意識を働かせることができるのです。

催眠療法によって無意識が働くようになると、不安感や恐れなどの不快な感覚から解放されるのはもちろん、これまで抱えていた睡眠の悩みがウソのように消え去り、ぐっすり眠れるようになります。

また、無意識の力がうまく働くようになると、ぐっすり眠れるようになるだけでなく、本人が持っている力が自然と発揮されるので、仕事や人間関係がスムーズになっていきます。

この本は、読むだけで眠くなるように本文全体に〝しかけ〞をしています。文にちりばめられた「**催眠スクリプト**」によって、読むだけで、知らず知らずのうちに催眠状態に入っていきます。

催眠スクリプトとは、簡単にいうと「**無意識が働くメッセージが入った物語**」のことで、読むだけで無意識が助けてくれるようになる便利なものです。

本文中、主語が突然変わったり、過去と現在が入り乱れるような表現を使うため、読みにくいと思われるかもしれませんが、これは意識を混乱させて無意識の世界に入っていかせるために、わざとそういう書き方をしています。

催眠スクリプトを読むと、自分の意識では整理できなかった情報が無意識によってうまく整理され、安心して眠れるようになります。

また、本書は催眠に入りやすくするために、できるかぎり難しい専門用語を省いて書いています。

科学的な説明になると「う～ん？」と意識的に考えるようになってしまうので、本書の中では難しいことはいっさい書いていません。

「無意識」のことを「**無意識さん**」と書いている箇所もありますが、これも「**無意識」という存在を擬人化する手法**（ナラティブセラピー）です。

本文中の「**血糖値**」「**炎症**」「**ストレスホルモン**」といった言葉も、物語に出てくる登場人物のような感覚で捉えてもらうと、緊張状態がゆるみやすくなります。

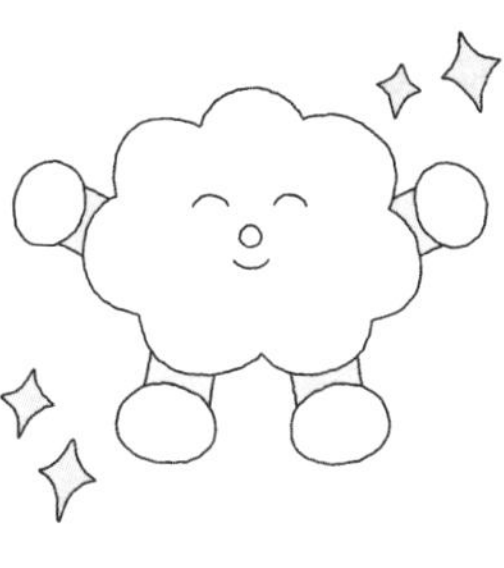

この本の使い方

この本は、最初から全部読んでいただくと、催眠効果によってより眠りやすくなります。

ただ、最初から最後まで読むのが苦手な人は、各章の中からピックアップして読みやすい部分を読んでいただくだけでも、眠りのスイッチが入るので、気軽に読んでいただくといいでしょう。

第1章では、心と体の緊張をゆるめるために、**「よくある眠れない話」**を書いています。**「それあるかも！　もしかしたらそうかも！（イエス！）」**と思っていただくことで、催眠のスイッチが入る**「イエスセット」**という催眠導入になっています。この章を読むことで無意識さんが働き出します。

第2章の**「魔法の暗示フレーズ」**は、頭の中で唱えるだけで、そのフレーズの中にふくまれる暗喩が催眠状態に誘導して、無意識さんと仲良くできるようになっています。考えすぎをすぐにストップさせたい人におすすめです。

第3章でご紹介するのは**「あえて意識を使う方法」**です。これは、現代催眠の**「逆説」**という手法を使っています。意識を使うことで無意識を働かせるしくみになっており、**「暗示だけで眠れるの？」**という疑問が払拭できない方や、**数を数えたりするなど、目に見えるものに注意を払うほうが得意な方におすすめな手法**です。この章を読むことで、活発になっている意識を混乱させて「催眠状態」に誘導し、無意識さんの助けを借りられるようになっています。

そして第4章に書いてある話は、1つひとつが「**無意識の世界に誘うための催眠スクリプト**」になっています。ここでご紹介する「眠りによって得られる効果」――アイデアが出やすくなる、ムダな緊張感がなくなる、人間関係がうまくいくなど――を読むことで、**無意識さんがあなたの人生を強力に後押ししてくれるようになり、自分自身がバージョンアップしていきます。**

最後の「**読むだけでぐっすり眠れる物語**」は、その名の通り読むだけで眠れるよう、催眠スクリプトを全面に施しています。少し不思議なストーリーですが、とくに寝る前に読んでいただくと、安眠効果を発揮します。

この本には、たくさんの手法が書いてあるので、どのシチュエーションで何を使ったらいいのかわからなくなるかもしれません。その場合は、巻末に「魔法の暗示フレーズ」と「あえて意識を使う方法」をまとめているので、パッと見て、気になったものを試していただくといいでしょう。

気づくと眠っている世界へ

以前、精神科医の友人から、「大嶋さんの本はいつもベッドの脇に置いてあるから」と言われたことがありました。

「わ〜! そんなに何度も読んでくださっているんですね」と喜んでいたら、「いや〜、いつも読もうと思ったら寝ちゃうからいつまでもベッドの脇に置いてあるんだよ!」と言われます。

そのときは「がーん!」とショックを受けたのですが、あとになって「**あ! 催眠スクリプトで書いてあるから寝てしまうんだ!**」と気づきました。

この本にも催眠スクリプトが入っているので、「**最後まで読み切ろうと思ったのに、いつの間にか寝てしまった**」ということもありそうです。寝落ちまでいかなくとも、何度か時間があるときに読んでいるうちに、無意識が働いて、睡眠の質が変わっていくかもしれません。

私自身、もともと眠れないタイプでしたが、今ではほとんど毎日ぐっすり眠れます。それは、**催眠を通じて無意識さんと仲良くなったから**です。

不安や恐れを「自分でなんとかしなくちゃ！」と握りしめるのではなく、手放して無意識に委ねてみる。すると、無意識と意識のバランスがうまく取れて、眠りの世界だけでなく、起きているときも不安から解放され、自由に生きる喜びを感じられるようになります。

そんな世界をこの本を通じて感じていただけたら幸いです。

CONTENTS

第2章 唱えるだけで眠くなる「魔法の暗示フレーズ」

第3章 あえて意識を使って眠る方法

第4章　無意識さんの力で見える世界が一変する

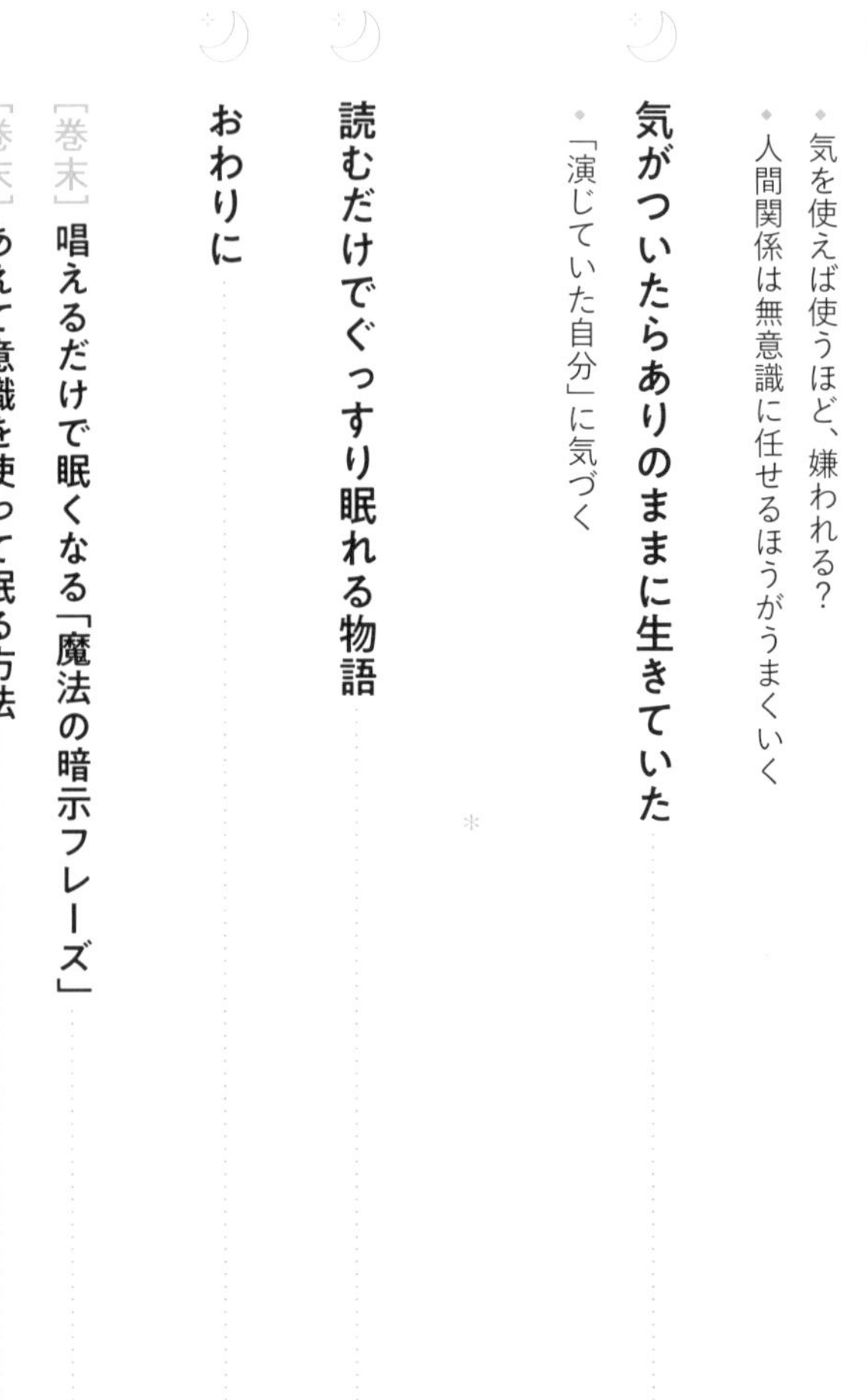

第1章

本当は寝たいのに……
なんで頭がさえてきちゃうの？

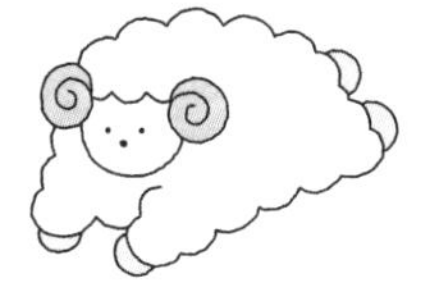

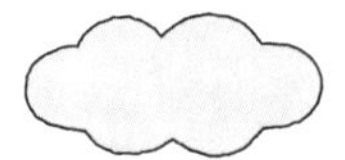

寝る前のグルグル思考が止まらない……

「私の大変さは誰にも理解されない」

「早く寝よう」と思ったのに、目をつぶったとたん、嫌なことや不安なことを思い出して、眠れなくなってしまう。

日中にストレスを感じる出来事があり、寝るときに思い出して、頭が働きすぎて眠れなくなる、といった経験がある人は多いかと思います。

私自身も考えすぎて眠れない時期がありました。

この章では、私の個人的な体験を中心にお話ししますが、読者のみなさんにも「私もそういう経験があるかもしれない」と思いながら読んでいただくことで、緊張状態がゆるみ、よけいな体の力が抜けていきます。この章を読むことで、第2章の「魔法の暗示フレーズ」や第3章以降のメソッドが効きやすくなる作用があります。ぜひリラックスして読み進めてみてください。

ある日、私が職場の会議で発言したら、私の仕事にまったく興味がなさそうな人が重箱の隅をつつくような質問をしてきて、場の空気が思いっきり悪くなったことがありました。

寝ようとすると、そのときの場面がありありと思い出されます。

「なんであの人、みんなの前で私に恥をかかせるようなことを言ってきたんだろう?」

「こんな薄汚れた気持ちでは眠れない」と思って、スマホで動画をひたすら見続けます。「あの人のせいでこんなに寝る時間をムダにしている」と思いながらも、動画を見るのがやめられません。本当は夜12時前に寝ようと思っていたのに、いつの間にか深夜2時過ぎになっています。

日中のあの人の嫌な発言も、他の人からしたら、「そんなに気にするようなこと？」と思われるかもしれません。

「他の人が悩まないようなことを気にしてしまっている」と思うと、「私の抱えている大変さは誰も理解してくれない」と感じて、ますます動画やゲームに没頭したくなります。

私の精神的なダメージは誰も理解してくれない、と思うからこそ、そのストレスを発散するために、**「自分でストレスをコントロールしなければ」**と癒しの動画を見続けてしまうのです。

そして、「早く寝なきゃ、明日大変なことになる」と焦れば焦るほど、過去に失敗してガッカリされた場面が次から次へと思い出されて、ますます眠れなくなります。

「責任感」が強い人ほど眠れない!?

あるとき、精神科の先生に**「あなたが眠れないのは、責任感が強すぎるせいだよ」**

と言われ、衝撃を受けます。

私が眠れないのは、自分がだらしないせいでは？

責任感がある人だったら、他人の言った嫌味など軽く受け流して、もっとバリバリ仕事をこなして、爽快な気分でぐっすり眠れるはず。

すると先生は、「**やるべきことをちゃんとやらなければいけない、という過剰な責任感が重圧になっているのかもしれないね。その重圧のせいで、仕事にも身が入らなかったりするんじゃない？**」と言います。

これには思いあたるふしがありました。

「ちゃんとやらなければ」と思う仕事ほど先送りしてしまうのに、どうでもいい人から頼まれたどうでもいい仕事だったら、すぐに取りかかって終わらせることができていました。

過剰な責任感が重圧になって、いつまでもやるべきことができない。

責任を感じて、その重圧からますます考え続けて眠れなくなってしまう。

先生にそう言われるとなんとなく当たっている気がしました。

でも、まだ私は納得できませんでした。そこで、

「でも、先生。私の場合、責任感があるというより、あれもこれも他人のせいにして、そのことが頭の中をグルグル回り続けて眠れなくなっている感じがするんです。これって、私が無責任だからじゃないんですか？」

そう質問すると、先生は笑いながら「**相手の不快な感情の責任まで請け負ってしまうから、考え続けちゃっているんじゃないの**」と言います。


「相手の怒りや不機嫌はあなたのものではないのに、相手の不快な言動の原因は自分にある、と責任を感じてしまうから、グルグルと相手の気持ちを考え続けて眠れなくなる。

あなたがすぐに人のせいにしてしまうのも『責任の重圧を自分ひとりが感じていて、それを誰もわかってくれない』という気持ちの表れなんじゃないかな」

そう先生に言われると、自分がいつも孤独を感じていた原因が見えた気がして、妙に腑に落ちました。

「相手の不快な感情の責任を取っている」

夜、眠りにつこうと目を閉じると、私を不快にする人が頭の中に浮かんできます。「なんであの人は私のことを馬鹿にするんだ！」と怒りがわいて、頭がさえてきてしまいます。

そんなときに、先生に**「相手の不快な感情の責任を取っている」**と言われたことを思い出します。

「へ〜！　私ってこの人の感情の責任を取っているんだ」と気づくと、不思議とその人が頭の中から消えていきます。

不快な人が消えたと思ったら、今度は「依頼された仕事を、ちゃんと期限通りに終わらせられるのか？」という不安が頭の中にわいてきます。

「あれもやっていないし、これもやっていない」とグルグル考え始めたところで、**「あ！　これがまさしく責任感か！　わかりやすい！」**と自分の責任感の強さを実感することになりました。


本来、責任感があるのはすばらしいことです。自分を責めすぎてしまうのは責任感があるから。その責任感を買われて、いろいろな仕事を任されているわけです。

寝ているときまで仕事のことを考えてしまう責任感ってすごいよね、と自分の責任感の強さを認めてあげる。すると、私の責任感は私に認めてもらったことがうれしかったのか、いつの間にか去っていきます。

責任感が去ってしまうと、私は仕事のことや不安なことがいっさい考えられなくなって、いつの間にか深い眠りの中に入っていたのです。

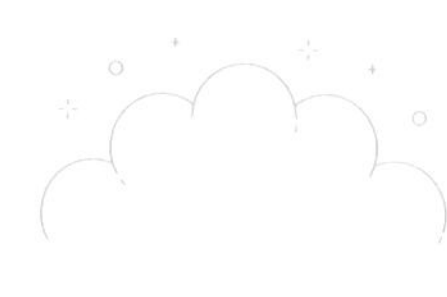

眠っているときに記憶を整理してくれる〝無意識さん〟

「眠れない」＝「意識のフル稼働」

責任感が強いがゆえに、自分を責めてしまい眠れなくなる。これは、意識が強く働きすぎているということでもあります。

「眠れない」という状態は、簡単にいうと、意識をフル稼働している状態です。

そこで、この意識が働きすぎている状態を「暗示」によってストップさせ、無意識に委ねることで眠れるようになります。

先ほどの私の例でいうと、「**自分でなんとかしなければいけない**」という意識の過剰な活動を「**私は責任感が強すぎる**」という言葉で打ち消し、無意識が働くように誘導しています。

私たちが生きるためには、意識と無意識の両方が大切です。

意識が働いている状態は、周りのことを認識できている状態です。意識が働くことによって、常識的に生きる（行動する）ことができます。

一方、無意識が働いている状態は、自然体で生きている状態です。

無意識は、私たちが意識できる以外のところで働いていて、心身を整えてくれています。

たとえば、「呼吸」は意識して行っているものではなく、無意識の働きによって行われているものです。

興奮すれば呼吸が速くなり、脳や筋肉が活発に働くように酸素をたくさん体に取り込みます。無意識は状況に合わせて心拍数も調整してくれていて、酸素や栄養をふくんだ血液がうまく循環するようにしています。

このように、意識の働いていないところで無意識が常にサポートしてくれているのです。

嫌な記憶は無意識さんにお任せ！

睡眠中は意識があまり働かず、無意識が働いてくれていろいろなものを整えてくれています。

子どもの頃、親に叱られたり、いじめられて泣いて帰ってきたりしても、寝て起きれば、「あんなに悲しかったのに気持ちがスッキリしている」という経験がある方も多いのではないでしょうか。

朝起きるとモヤモヤが晴れてスッキリしているのは、ごちゃごちゃして整理できなかった記憶と感情を、無意識が寝ているときにちゃんと整理してくれたから。

「寝て嫌なことを忘れる」と表現したりしますが、**実際は忘れているわけではなくて、無意識に記憶を適切に整理してもらっているのです。**

部屋が散らかっていたら嫌な気分になるのと同じで、記憶も散らかっていると「不快」になりますが、無意識が整理をしてくれるとスッキリします。

無意識によって整理された記憶は、あとから無意識によって美化されるので、どんなに大変なことがあっても、**「あのときは大変だったけどよくがんばったな～」**と懐かしく思えるようになります。

呼吸と同じように、記憶の整理も無意識に任せておけばいいのに、「この嫌な気持ちをどうしたらいいんだろう」と、自分で不快な出来事の記憶を整理しようとすると苦しくなって眠れなくなります。

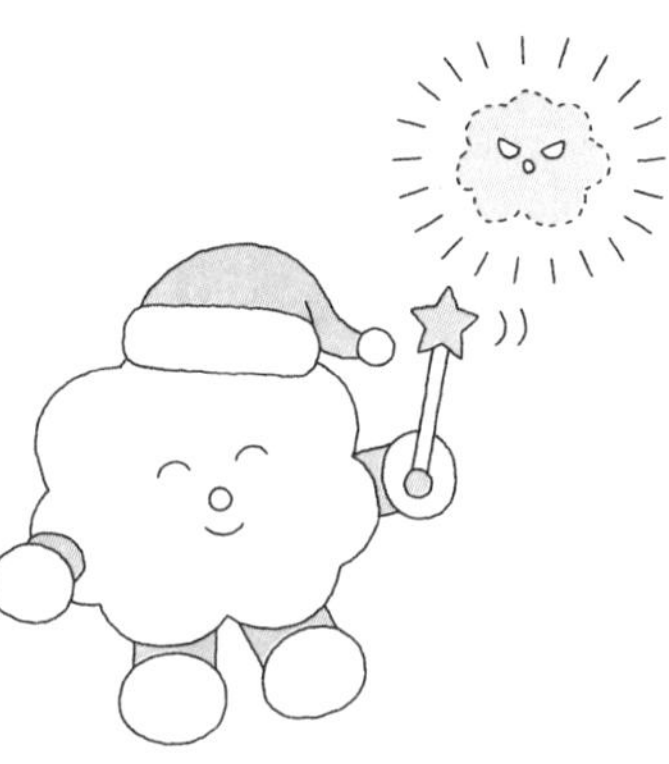

人間関係で不快な思いをしても、**「無意識に記憶の整理を任せよう」**と寝てしまえば「あれ？　なんであんなことでくよくよ考えていたんだろう」と不快な記憶を引きずらなくてすむはず。

それなのに、私は「どうしてあの人は私に対してあんな態度をとったんだろう」と考えて、記憶の整理を無意識に任せないで自分でやろうとしてしまう。

すると、不快な記憶がうまく整理できなくて、眠れなくなってしまうのです。

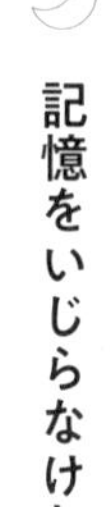

記憶をいじらなければ、解決策も浮かんでくる

嫌なことがあったら、**眠って不快な記憶の処理は全部、無意識に任せてしまえばいいのに「自分でなんとかしないと気がすまない」**。

妙な責任感から自分でなんとかしようとして、過去の不快な記憶を引き出して、嫌な思いで頭の中が取っ散らかってしまい、眠れなくなります。

「今日もやらなきゃいけない仕事がちゃんとできなかった」という自分を責める気持ちも、「ただの記憶」にすぎないのだから、ゆっくり寝て、記憶の整理は無意識に任せればいい。

それなのに、「どうして私は同じことをくり返してしまうんだろう」と反省をして、自分でやらかしてしまった記憶を整理しようとしてしまう。

すると「あのときもちゃんとやれなかった」と過去の失敗がどんどん引き出されて、頭の中がどんどん散らかって薄汚れた気持ちになってしまうのです。

無意識は過去の膨大な失敗体験と今回の出来事を照らし合わせて、整理してくれています。それを意識的にやろうとしても難しい。

自分の失敗した出来事を意識的に整理しようとして、「過去の同じような失敗を参照」しても、「一晩じゃ終わらない!」といつの間にか朝になっています。

部屋の片付けをするために、押し入れから荷物を出していったら、「どんどん取っ散らかって収拾がつかなくなった」と同じような状態です。

人間関係で嫌なことがあったら、「無意識に記憶の整理を任せよう」と自分でその記

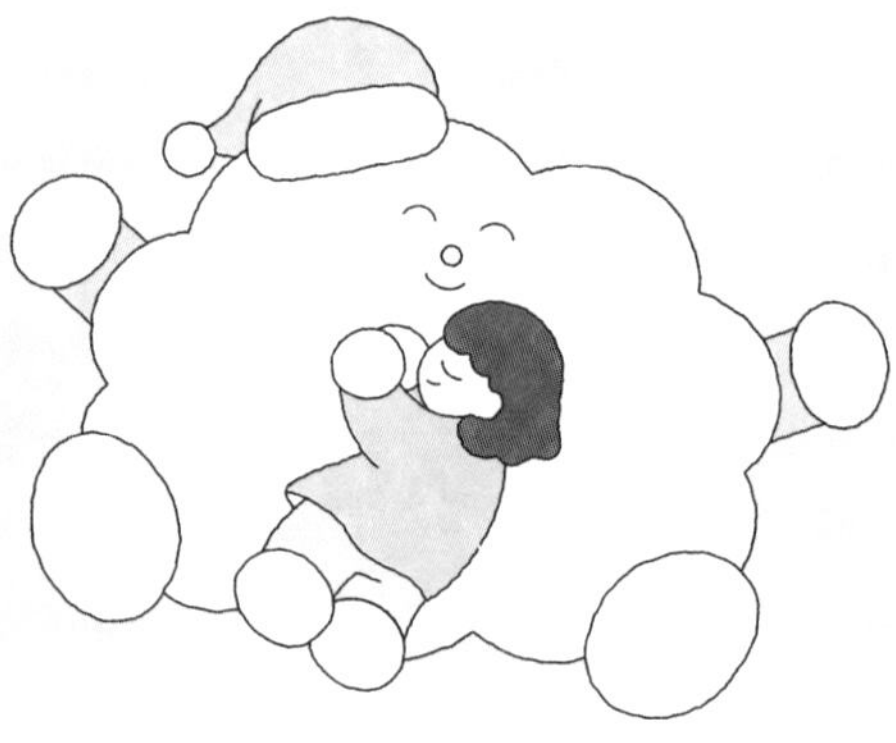

憶をいじらずに眠ると、朝にはちゃんと整理されています。「私も悪かったのかもしれない」など、昨日は考えられなかったことが頭に浮かんできたりします。

やるべき仕事がちゃんとできなかったときも、その体験を無意識さんに整理してもらうためにしっかり眠ると、「あれ？　昨日できなかったことが何も考えずにちゃんとできている」と不思議なことが起きます。

それは、無意識が過去の膨大な失敗体験と参照してくれて、記憶を整理して解決策を導き出してくれるからなのです。

無意識さんがくれた「人との適切な距離感」

もちろん、無意識に任せても「あれ？　昨日の不快感がまだ消えていない」というときもあります。

でも、起床したときのその不快感は、**記憶を整理した結果、今の私に必要だから無**

意識さんがその感覚を残してくれた、ということでもあるのです。

あるとき、上司に嫌味を言われて、夜まで不快な気持ちでいっぱいだったことがありました。「無意識さんにこの不快感を任せよう」と思って寝たのに、翌朝になっても、「やっぱりあの上司に会うのが嫌だな〜」と不快なままです。

「あれ？　無意識さんはちゃんと記憶として昨日のことを処理してくれなかったの？」と思いつつ、職場に行くと、上司が妙にいい人になっていて「一緒に昼飯に行かないか」と誘ってくれました。

いつもだったら「あれ？　意外といい人なのかも」と上司の誘いに乗るところですが、朝の不快感があったせいで、「いや、けっこうです」と断ることができます。

それ以来、上司とは適切な距離感で付き合うことができるようになり、不思議と上司から八つ当たりもされなくなりました。

無意識はこんなふうに、どんな出来事でも、眠っているうちに適切に整理してくれて、私を助けてくれるのです。

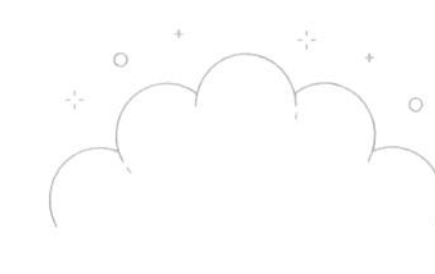

眠るときには「安心感」が必要

眠くなると、「退行」する？

あるとき、友人が5歳の息子さんを連れて私の家に食事にやってきたことがありました。

食事中、その男の子はとてもおとなしくしていたのですが、夜9時を回ると、突然「嫌だ！　嫌だ！」と騒ぎ出したのです。

「え？　これまでいい子にしていてみんなと一緒に楽しんでいたじゃない！」とびっくりしていると、本格的に「嫌だ、嫌だ」と駄々をこねて泣き出して、しばらくすると母親に抱えられて眠ってしまいました。

その男の子の様子を見て、**「この子は眠気を感じて赤ちゃんに戻ってしまったんだ」**

ということがわかります。

赤ちゃんは眠くなると泣いて、「よし！　よし！」と母親からやさしく抱きかかえてもらって眠りにつきます。

5歳の男の子が眠くなって、1、2歳の赤ちゃんに戻ったような状態で泣いているのを見たときに、**「私も寝る前に退行しているのでは？」**と気づきました。

「誰か私を守って！」

夜寝る前に「あれも嫌だ、これも嫌だ」と嫌なことばかり考えてしまい、あの5歳の子どものように、私も**「嫌だ！　嫌だ！」と不快な気分になるのは、「不快なことから誰かに守ってもらいたい！」と赤ちゃんへと退行してしまうから。**

赤ちゃんになることで、母親に保護されるような「**安心感**」を求めているのです。

赤ちゃんはお母さんのおっぱいを求めて泣き出しますが、それが満たされると、安心してスヤスヤと眠ります。

赤ちゃんがおっぱいをほしがるのは、お腹がすいていて、血糖値が下がっている状態。おっぱいを与えてもらうと血糖値が安定して、安心して眠ることができます。

おっぱいがほしいのにもらえないとき、赤ちゃんは「泣き疲れる」ことで、眠りに入ります。

泣くことで「**ストレスホルモン**」が分泌されるのですが、このストレスホルモンは「糖」と同様に血糖値を上げてくれます。このストレスホルモンによって、空腹で下がってしまった血糖値を上げて眠る、というしくみになっています。

お母さんからおっぱいをもらえなくても、泣けば母親からおっぱいをもらったときのような安心感が得られるから泣いている、ともいえるでしょう。

ストレスホルモンが出ると眠れる。寝るときに嫌なことを考え続けてしまう人は、知らず知らずのうちに、母親に甘えていたときのような安心感を得ようとしている可能性があります。

私が嫌なことをいろいろ考えてしまうのは、「**誰も助けてくれないなら、自分で自分を守らなきゃ**」と思っているから。

私は自分が乳幼児のときに、母親が共働きで不在がちだったため、そばにいない母親を求めて、いつも泣いていたそうです。そのときに「泣いても誰も助けてくれない」という意識がインプットされたのかもしれません。

そんな「**誰も助けてくれない**」**という意識をオフにし、無意識に任せることができれば、スヤスヤと眠ることができます。**

無意識さんは常に私を守ってくれています。

私の母が与えてくれなかった安心感を、無意識さんは与えてくれる。

私が本当に求めていたのは「**どんなダメな私でも守ってくれる**」という安心感で、「いい子で責任感があるから守ってもらえる」などの条件つきではありません。

意識をオフにすると、無意識はいつでもどんな私でも守ってくれる。そう、私が本当に求めていたものは、無意識の中にあったのです。

意識がオンになっているときは、どんな私でも守られている、という安心感がなく、いつまで経っても眠ることができませんでした。

でも、意識をオフにして無意識に委ねてみると、**「何もないありのままの私でもやさしく守られる」**という母からも得られなかった安心感がありました。

いつも「安心感」を求めていた

意識をオフにしてみると、眠れなかったときの私は疑似的おっぱいの安心感を求めて、「ネタづくり」をやっていたことがよくわかります。

私はいつも一生懸命に考えて行動しているつもりなのに、何もかもうまくいかず、不満と不安だらけでした。

でも、それは「うまくいかない！　嫌だ！」と不快な気分でいっぱいになることで、ストレスホルモンを出して血糖値を安定させていたのです。

「何もかもうまくいかない！」と嘆き悲しみ疲れると、赤ちゃんのときに体験した、お母さんのおっぱいをもらえたかのような安心感で眠りにつくことができる。その疑似的な安心感のために、わざと「うまくいっていないネタ」探しをしていたようです。

さらにおもしろいのが、一生懸命やっているのにうまくいかない、という状況すべてが、夜に眠るためのネタづくりになっていたということ。

「誰も私を守ってくれない」という赤ちゃんの頃の嘆きを再現するために、気づかないうちに人間関係で孤立する状況をつくっていました。

仕事や人間関係で失敗することで、みんなから拒絶されて見捨てられる、という状況をあえてつくって、夜の嘆きのネタにしていたようです。

もちろん、私には「夜の嘆きのネタをつくっている」という意識はありません。自分はいい人で、責任感を持って人一倍気を使ってがんばっている、という自負がありました。私から必死さをとってしまったら何も残らない、と思うぐらいです。**「でも、あの必死さがあったから夜のネタが増えていたんだ」**ということがだんだん見えてきます。

必死すぎて、人によけいなことを言ってしまい、人間関係がうまくいかなくなる。それがすべて安心して眠るためのネタになっていたのです。

「ありのままの私でも受け入れられる」

ストレスを感じれば、たしかに眠れます。でも、できればストレスなしで眠りたいものです。

意識をオフにして無意識に委ねるようになると、寝る前に必死に嘆き悲しんで眠る必要がなくなります。

ただ任せておけば、私がどんなことをしても、無意識はやさしく私の記憶を整理してくれる。無意識はどんな私でも受けとめ、助けてくれるから、私は母親に抱かれたように穏やかに眠ることができます。

おもしろいのは、無意識に任せると、起きたときに記憶が適切に整理されていて、**「私が必死になることはない」**という安心感が得られるということ。

必死にならなくても、淡々とやっているだけで、仕事や人間関係がスムーズになっていきます。

そんなときに「私は必死になって夜のネタづくりをしていたんだ」と気づくことができるのです。

「抱きしめられた安心感がなければ、いつも必死になってしまうよね」と自分自身をわかってあげられる。

無意識が与えてくれる安心感の中で生活していると、**「何も努力していないのに、こんなにうまくことが進むの！」**とびっくりします。

無意識が寝ているときに適切に記憶を整理してくれるおかげで、過去の体験が適切に活かされて、新しいアイデアが次から次へとわいてきます。

安心感があると人間関係もスムーズになり、「あり

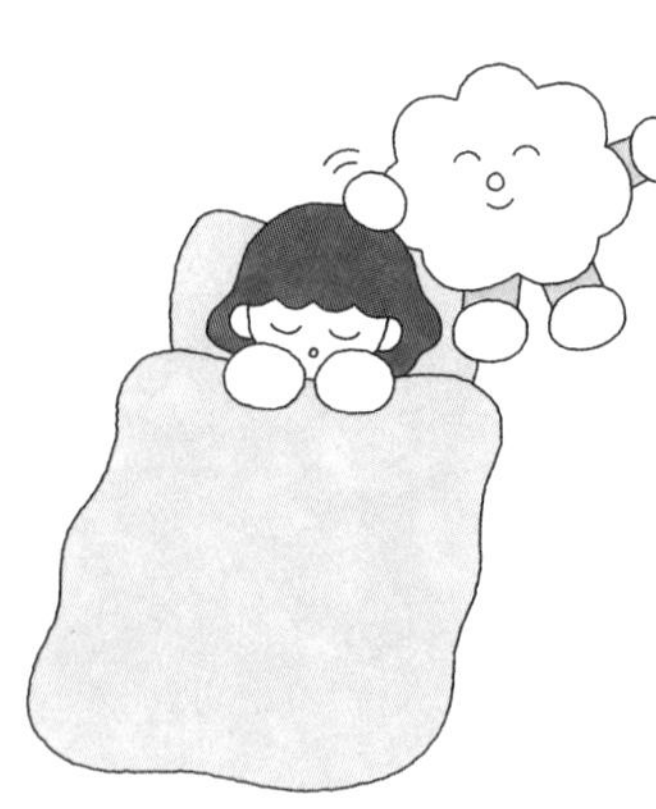

のままの自分でも受け入れられる」という体験ができる。

それまで、「私は必死に努力しなければ、周りから受け入れられない」と思っていました。その必死さのせいで、かえってよけいなことばかり言って、「ありのままの私は受け入れられない」と嘆いていたのです。

「必死に泣いて、泣き疲れないと安心して眠れない」という行動をくり返していたから、「必死にならないと受け入れられないし、安心できない」とずっと思っていました。

無意識に委ねてみると、そんな私の世界が変わって見えてきます。

無意識に委ねて安心してみると、すべて時の流れに適(かな)って美しい。

その美しさを垣間見ることができたときに、必死になって嘆いて眠るのではなくて、すべてを無意識に委ねて眠りたくなってくるのです。

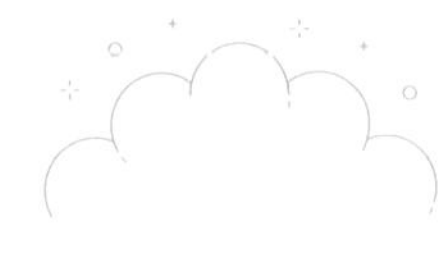

無意識さんに任せれば、すべてうまくいく！

アイデアが自然にわいてくる

ここまで書いてきたように、無意識は私たちをいつも助けてくれています。眠っている間に無意識が記憶をきれいに整理して、物事がうまくいくように整えてくれているのです。

たとえば「新しいアイデアがほしいな」と思って眠ってみると、無意識が働いてちゃんとアイデアを与えてくれます。

この無意識がアイデアを与えてくれるしくみは簡単です。昼間に見たり、聞いたり、感じたりした情報を、無意識が適切に記憶の引き出しに整理してくれると、いいアイデアが自然とわいてくるのです。

それは料理をつくるときと似ています。

冷蔵庫に入っている食材を必要なぶんだけ取り出し、適切な大きさに切って、炒めたり煮たりする。

食材を適切な量、適切な順番、適切な時間で調理していくと、おいしい料理ができあがります。それと同じで、過去の経験や知識などの記憶から、意識せずに集めた情報まで、無意識が適切な順番で整理することで、おいしい料理ができあがるように素敵なアイデアが浮かんできます。

一生懸命に考えても「全然アイデアが出てこない！」と思っているときこそ、眠って無意識に委ねてみましょう。

すると、朝目覚めたときや、仕事をしているときに「あれ？　もしかしてこれかも！」とアイデアがわいてきます。

それは、求めているものに対して眠っている間に無意識が情報をちゃんと整理して、おいしく調理してくれるからです。

私自身、アイデアがわかないときは、「無意識に任せよう」と思って眠るのですが、夢の中で「これか！」と無意識から直接アイデアをもらうことがあります。

起きたときに「あれ？　無意識がくれたアイデアってなんだったっけ？」と忘れてしまっても、あとになって「そうだ！　これか！」と仕事をしているときに出てくるので、無意識がしっかり働いてくれているのを感じることができます。

眠るのは本当に大切なことなんだな、と実感させられるのです。

人間関係も〝自動運転〟でスムーズに

これまで、誰よりも人の気持ちを考えて、人とうまく接する方法を本やネットで調べて勉強してきました。それにもかかわらず、よけいなひとことを言ってしまったり、空気が読めなかったりして、人間関係の悩みが尽きませんでした。

他の人たちは、自然と和気あいあいとやっている。

私は人一倍みんなに気を使っているのに、なぜか毎回自分がトラブルを起こしたような感じになって、人間関係を続けられなくなってしまう。
「今度こそは！」と思って細心の注意を払ってみても、自分が予測していない方向からトラブルが襲ってきて、「またか！」とそこから去らなければいけない状況になっていました。

そんな私が「無意識に任せる」に味をしめて、新しい環境で周りの人が気になってきたときに、「無意識に任せちゃおう」と眠ってみます。

すると、これまで人間関係で学んできた知識や経験を、無意識がすべて整理してくれます。無意識が夢の中で情報を整理してくれると、起きたときは自動運転状態で周りの人の気持ちを考えないようになっていて、淡々と生活することができます。

「周りの人に何かものすごい貢献をしなければ、自分はその場にいてはいけないんじゃないか？」と思って、いつも一生懸命がんばっていました。

でも、無意識が眠っているうちに情報を整理してくれると、**「自分は淡々と生活していて仕事をしていてもいいんだ」**と思えて、過剰にがんばらなくなります。

私が過剰にがんばらなくなると、周りの人たちと適度に協力し合えて、「人間関係はラクだ」と思えるようになっていく。

無意識に委ねて眠れば、そんな体験をすることができるのです。

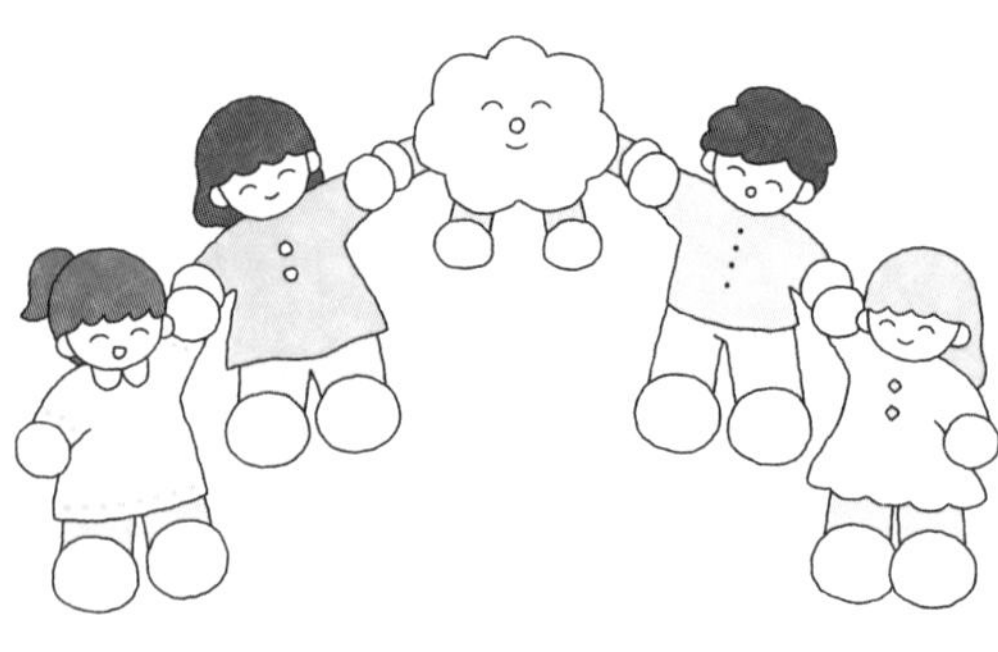

第2章

唱えるだけで眠くなる「魔法の暗示フレーズ」

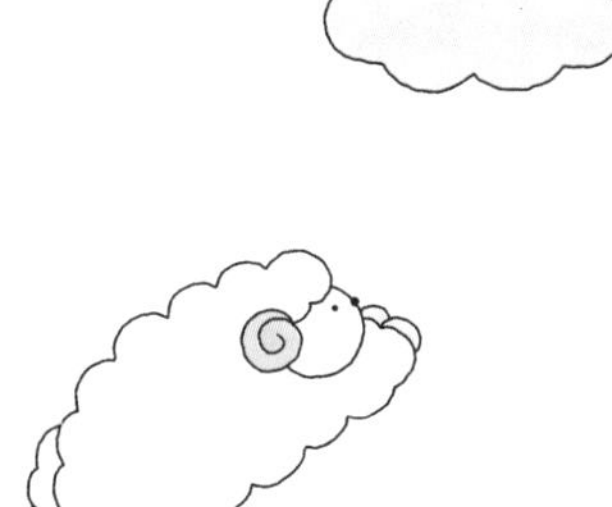

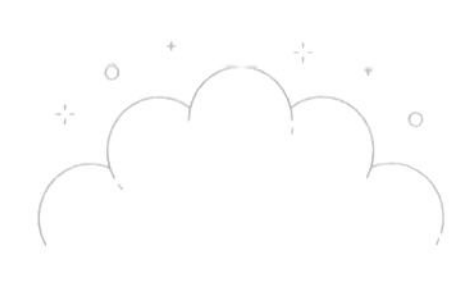

無意識さんを呼び出す「魔法の暗示フレーズ」とは？

「意識」を混乱させて「無意識の世界」に誘う

この章では、頭の中で唱えるだけで、ぐっすり眠れるようになる**「魔法の暗示フレーズ」**を紹介していきます。

たとえ、今どんなに不安や不満を抱えていても、ここで紹介するフレーズを唱えるだけで、無意識さんが働いてその不快な感情を消してくれます。ストレスが消え去っていくと、自然と眠れるようになります。

第1章を読んだあとに、**「理屈はわかったけど、こんなに嫌なことがあったら、眠れ**

るわけがない」と思った方もいるかもしれません。**それこそが「意識の力」が働いている証拠**です。

「眠ったら嫌な記憶が処理されるのはわかっているけど、眠れない」と思ってしまうのが意識の力。**「わかっているけどやめられない」。この「わかってはいるけど」があると、意識の力が強くなって無意識の力が働きにくくなってしまいます。**

たとえば、「食べすぎは体に悪いのはわかっているけど、やめられない」と思うことで、かえって食べるのが止まらなくなることもあります。

「わかっている」「知っている」と思っているのは意識です。

本当は意識の力を打ち消して無意識に任せたほうがぐっすり眠れてすべてがうまくいくのはわかっている。でも、「そんなことはわかっている」と意識が働くせいで、無意識の力がうまく発揮されなくなってしまうのです。

そんな方に、この章でご紹介する魔法の暗示フレーズが役に立ちます。

魔法の暗示フレーズは、意識が若干混乱するようにつくられています。魔法の暗示フレーズを唱えたときに、意識ではそのフレーズの意味が「**わかるようでわからない**」けれど、「**わからないようでわかるかも**」と混乱することで、意識の力が弱まっていきます。

意識を混乱させて弱まらせることで無意識が働くようになり、無意識がやさしい眠りの世界へと誘ってくれるのです。

簡単なフレーズを覚えて頭の中でくり返し唱えさえすれば、催眠療法をイチから受けなくても、安眠のスイッチが入ります。

そんなおもしろい魔法の暗示フレーズを紹介していきます。

魔法の暗示フレーズを唱えるだけでも効果がありますが、各エピソードを読むと、より催眠に入りやすくなります。ぜひリラックスして読んでみてください。

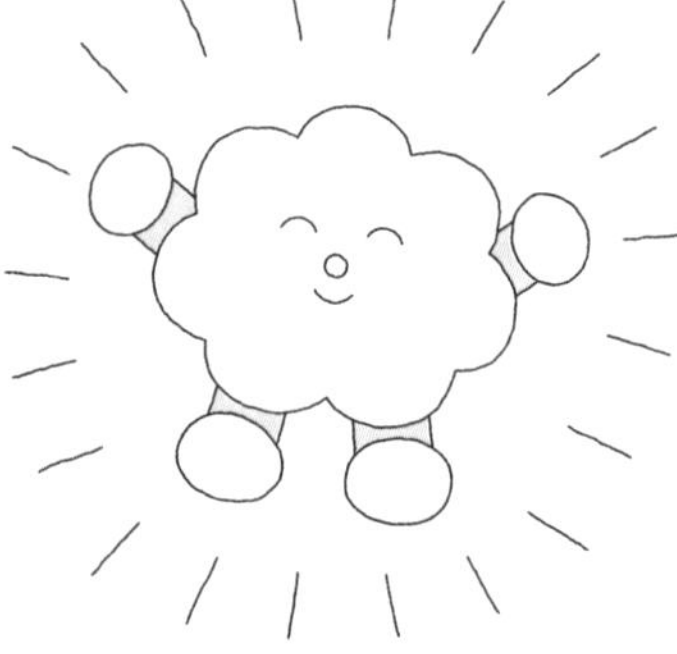

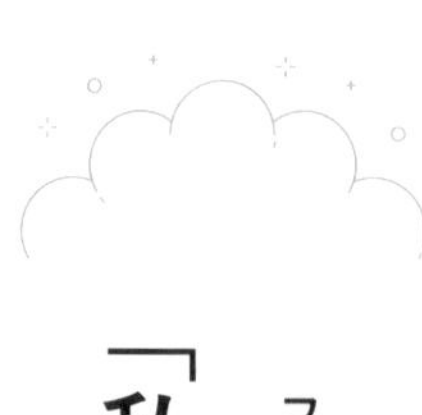

フレーズ①

「私と波長の合う人は必ずいる」

▼「人にどう思われているのか」を気にしすぎてしまうとき

「**私の言ったことが相手に誤解されているのではないか?**」と思ってしまう人に効くフレーズ。言葉を発するときにものすごく慎重なのに、慎重になればなるほど相手に自分の気持ちが伝わらず、ストレスが脳にたまっていく。そして、ますます自分の気持ちが言葉にならず、相手に伝わらなくなる。

このフレーズは、**どんなことを言ったとしても相手にちゃんと伝わる無敵のフレーズ**になっている。そのため、「**いちいち相手の気持ちを考えないで、自分の口から出てくる言葉を信じればいいんだ!**」という不思議な気持ちにしてくれる。

フレーズを唱えれば唱えるほど、脳のストレスがどんどん解消されて、不思議な眠りへと誘われていく。

ある女性は、誰かと話したあとに、「**私の言ったことが相手に誤解されているのではないか？**」と不安になって考えすぎてしまい、心地のいい睡眠が取れなくなっていました。

何か助けになればと思ってアドバイスしたときも、相手のムッとしたような態度を見て、「マウントを取っている」と誤解されているような気がしてしまう。

その女性は、「自分の知識を披露したい」「相手よりも自分のほうが上」とアピールしたいわけでもなく、むしろ相手を立てて誤解されないよう慎重に話をしています。けれども、相手の反応を見ると、「誤解されている気がする」と敏感になってしまうのです。

「**私の言ったことが誤解されて、相手があんなことを言ったのかも**」と考え始めると、なかなか寝つけず、せっかく眠っても、人間関係で苦しんでいる夢を見てしまい、起きたときに気分がすぐれません。

だから、よけいに「話すときに気をつけなければ」と思って慎重になるのですが、慎重になればなるほど、相手に自分の気持ちが伝わらず、不快な気持ちになって夜になったらまたそれを考えて眠れなくなる、ということをくり返していました。

そんな女性が、カウンセラーから「**私と波長の合う人は必ずいる**」というフレーズを教えてもらいました。このフレーズを寝る前に唱えると、心がスーッと落ち着いて、眠れるようになるそうです。

はじめて唱えるときは、「こんなフレーズを唱えても、現実は何も変わらない」と思っていました。

「私と波長の合う人なんているわけがないじゃない！」と自分の中でツッコミを入れているうちに、「私ほど他人の気持ちを考えて気遣いしている人はいない」と思っている自分に気がつきます。

そして、唱え続けるうちに、「気遣いしている人って私だけじゃないよな」と思い始め、いつの間にか眠りの世界に入ってしまっていたのです。

いつもだったら「私の言ったことは誤解されたかも」と考え続けて眠れなくなっていたり、悪夢を見たりしていたのが、フレーズを唱えるといつの間にか眠ってしまいます。

目が覚めてみると、いつもよりスッキリとしています。

そして、唱えて眠ることを何日かくり返していると、誤解されることを気にしないで気楽に話せている自分に気づきます。

フレーズを唱えているうちに、いつの間にか「**表面的には私が伝えたいことが伝わらなくても、無意識では伝わっている**」と思えるようになって、いちいち相手の気持ちを考えて発言することがなくなりました。

自分の中からわいてきた言葉をそのまま相手に伝えたほうが、周りの人から誤解されない。

「**自分の口から出てくる言葉を信じて伝えればいいんだ**」

人間関係で悩まなくなった女性は、フレーズを唱えるだけで深い眠りへと誘われていくようになったのです。

フレーズ②

▼最悪な未来を想像してしまうとき

「夢まかせ」

いつも最悪なことを想像してしまう人におすすめ。このタイプの人はまだ起きてもいないことにものすごく恐怖を感じていたり、不安になっていたりする。そのため、日中のストレスをうまく処理できず、悪夢を見がち。

「**夢まかせ**」と唱えて、ストレスの処理を夢に任せるようになると、「**最悪だと思っていた現実が、自分の都合のいいように流れていく**」と感じられ、悪夢を見なくなる。

ある女性は日頃から不安感が強く、まだ起きていない最悪な出来事を想像してしまって、眠れない日々を送っていました。

「よけいなことを言ってしまった。あの人に嫌われたらどうしよう」「この仕事が私のせいでうまくいかなかったらどうしよう」など、不安なことばかり想像しています。日常的な不安だけでなく、「もし災害や戦争が起きたら」などと想像が広がっていきます。周りの人に「災害や戦争で食糧危機が起きたらどうする？」と聞くことも。相手からは「何を言っているの？　もっと現実を見て生活したら？」と馬鹿にされてしまいます。

本人は「ニュースを見ると、世界では戦争や食糧危機が起きて大変なことになっているし、地球環境だってどんどん最悪なことになっている。みんなが現実を見ていないだけで、わかっていない人たちをなんとかしてあげなければ」と思っているのですが、周りの人にその話をすると「あなたのほうが何もわかっていない。夢見る夢子ちゃんなんじゃないの」と言われてしまいます。

その女性が、「**夢まかせ**」というフレーズを唱えてみることにします。カウンセラーによると、このフレーズを唱えると、夢の中ですべてのストレスが処理されるしくみになっているそう。

「いやいや、こんな世界情勢なのに、夢の中でストレスが処理されてもダメでしょ」

と思いながらも、不安がよぎったときにフレーズを唱えてみることにします。

フレーズを唱えていると、「誰も私が言っていることをわかってくれないいんだから、夢に任せてもしかたない」と思う一方、**「あれ？　私ってすべてのストレスを自分で処理しようとしている？」**と不思議な気持ちになってきます。

「すべてのストレスが処理されたら、人間じゃなくなる」なんてことを思っていると、いつの間にか眠りの世界に入っていきます。

次の日の夜もフレーズを唱えていると、「夢を見ていないのに、どうやって夢に任せるの？」という疑問がわいてきます。

「深い眠りに入っているときの夢は覚えていないいんだっけ」なんてことをグルグル考えているうちに、眠ってしまいます。

起きてみると頭が比較的スッキリしていて、ダラダラしてなかなか手をつけられなかったことも、テキパキ進められている自分にびっくりします。

夢の中で本当にすべてのストレスが処理されているから、少しずつ動きやすくなっているのかもしれない、という気がしてきます。

寝る前にフレーズを唱えていると、「**無意識が、これからやってくるかもしれない危ないことに対して、夢の中でちゃんと情報を整理して対処してくれているのかも**」と思えてきます。

そうして何度も唱えながら眠ってみると、「あれ？　ちゃんと私の話を聞いてくれなかった人たちが災害に備え始めた」など、おもしろいことが起き始めました。

女性が一生懸命に話をしていたときは、まったく聞く耳を持ってもらえなかったのに、まるで自分たちが考えたかのように準備し始めたのです。後日、カウンセラーにそのおもしろいしくみを教えてもらいました。

「脳科学では『**人の脳は常に他人とつながって、コミュニケーションを取っている**』という説があります。

私はこの仮説を『**脳のネットワーク**』と呼んでいるのですが、人間はこの脳のネットワークを通じて、おたがいにバランスを取り合っているのです。

たとえば、その場に焦っている人がいたら『まあまあ、そんなに焦らなくても』と周りの人が焦りをおさめようとするのは、自動的にバランスを取っているからです。

こちらがストレスを感じているとき、相手はバランスを自動的に取って、『楽観的に考えて何もしない』状態になります。

逆にこちらが夢の中でストレスを処理できるようになると、相手のほうが楽観的に考えられなくなり、ストレス解消のために動き出すのです」

そんなカウンセラーの話を聞いてから、周りの人の姿を見ると、「本当に私の夢の中ですべてのストレスが処理されているのかもしれない」と思えます。

「みんなに自分の思いが伝わらずに焦っていたときは、目を開けながら悪夢を見ていたのかもしれない」

みんなのストレスを、私が悪夢の中で処理していた。私が悪夢の中でみんなのストレスを処理していたから、みんなは何も動かなかったんだ、と思うと、おもしろくなってきます。

そんなことを思ってみたら、「**夢まかせ**」と唱えて眠るのが楽しみになってきます。夢の中で無意識がすべてのストレスを処理してくれる。そして、自分にとって都合がいい現実がつくり出されていくのです。

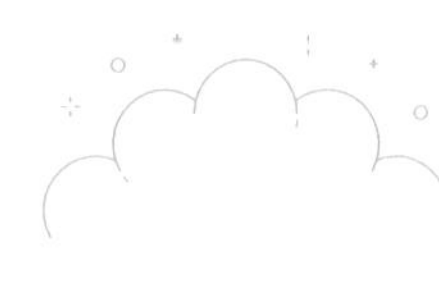

フレーズ③

「花びら1枚1枚の価値」

▼過去の嫌な記憶を引っ張り出してしまうとき

嫌な気分を引きずっていたり、唐突に過去の出来事を思い出したりして、眠れなくなっている人におすすめ。このフレーズを唱えることで、「体験したこと」が眠りの中できれいに整理されるようになる。

記憶が整理されるプロセスは、まるで土の上に落ちた花びらのよう。地面に落ちて忘れ去られた花びらは、再び美しい花を咲かせるための養分となる。

「夢の中で、落ちた花びらが養分となって、再び美しい花を咲かせる」というイメージで安眠できる。

ある女性は、昼間にあった出来事をくり返し思い出して、眠れなくなっていました。ちゃんと覚えてなければいけないことは忘れてしまうのに、嫌な出来事はいつまでも鮮明に記憶されていて、なかなか頭から離れません。

寝ようとするとその嫌な記憶が出てきてしまい、深夜まで眠れず、朝になっても昨日の嫌な気分を引きずっています。「自分の脳を取り出して洗いたい！」と思うぐらい、不快な記憶が消えずに残っていて、女性を苦しめていました。


そんなときに、**「花びら1枚1枚の価値」**というフレーズをカウンセラーから教えてもらいました。

女性は嫌な記憶がよぎったときに、そのフレーズを唱えてみることにしました。

朝の満員電車で出会った失礼な乗客の表情や態度を、ふとした瞬間にありありと思い出してしまったときに、**「花びら1枚1枚の価値」**と唱えてみます。

すると、**「あれ？　そんなに即効性はないと思っていたけど、記憶が色あせていく気がする」**と不思議な気分になります。

先延ばししていた仕事を唐突に思い出して、「うわ〜！」となりそうになったときも、**「花びら1枚1枚の価値」**と唱えると、いつの間にか気にならなくなります。夜眠るときに、「こんなに気にならなくなって大丈夫なのかな」という気持ちが少しよぎりましたが、いつの間にか寝ています。

そして、朝起きたときには前日の嫌な気分はすっかり消えて、先延ばししていた仕事にもスムーズに取りかかれます。

同僚の雑談を横で聞いていたら、自分が以前やらかしてしまった失敗を鮮明に思い出してしまったことがありました。

「過去を消し去りたい」と思ったときに、**「花びら1枚1枚の価値」**と唱えると、いつの間にか目の前の仕事に集中することができます。

今、自分で記憶を整理しなくても、夢の中で整理されると思っているからなのか、過去の失敗の記憶が気にならなくなって目の前のことに集中できているからなのか、いつもよりも仕事が効率よく終わります。

そうして、フレーズを唱えながら眠りにつくと、ある夢を見ます。

色鮮やかな花が時間と共に、鮮やかさを失って、枯れていき、忘れ去られたように地面に落ちていく。でも、その朽ち果てて地面に落ちた花びらは、再び美しい花を咲かせるための養分となって、さらに美しい花を咲かせる。

そんな夢を見たときに、その女性は「**花びら1枚1枚の価値**」というフレーズの意味がなんとなくわかるようになったのです。

過去にどんなことが起ころうとも、その過去の出来事は養分となり、私はどんどん美しく花を咲かせることができる。そう思うと、毎日眠るのが楽しみになります。

そして、その女性は本来の輝きを取り戻し、美しく輝き続けるのでした。

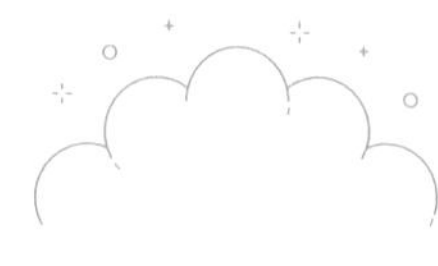

フレーズ④

「意味がない悩みは存在しない」

▼小さなことをクヨクヨ悩んでしまうとき

「こんなに悩んでも意味がない」とわかっているのに、考え続けてしまう人におすすめ。このフレーズを唱えながら、次のようにイメージしてみよう。

悩んで気持ちが下向きになっているときは、心の中が灰色の雲で覆われている。その灰色の雲からは、ポツリポツリと雨が落ち始め、大雨となって地上に降り注ぐ。地上に降り注いだ雨は乾いた大地を潤していく。

気持ちが上向きになると、太陽の光が差し込み、海や川の水が蒸発して白い雲になる。白い雲はやがて雨雲に変わり、雨雲から雨が地上に降り注ぎ、地上の水はまた雨になり、循環させて地を潤す。そうして思い悩んだぶんだけ心が豊かになっていく。

ある男性は、ちょっとしたことを受け流せずに悩み続けていました。

普通の人だったら受け流せるようなことでも、真に受けて気分がどんどん落ち込みます。

SNSにアンチコメントが書き込まれても、普通の人は「変な人がいるもんだな」と受け流せるのに、その男性は「なんでこんなことを書かれるんだろう？」と思い悩んでしまいます。

「考えるだけ時間のムダだ」と思って、気を紛らわそうとするのですが、気づくとまた思い出してしまって、そんな自分のことも嫌になってしまうのです。

そんなときに**「意味がない悩みは存在しない」**というフレーズをカウンセラーから教えてもらいます。思い悩んでしまう人に効果的なフレーズとのこと。

「意味がない悩みは存在しない」というのは、どこかで聞いたようなフレーズだけれど、それを唱えて何が変わるの？　そう思いながらも、悩みが浮かんだときに唱えてみます。

寝るときにもフレーズを唱えようとして、「意味がある悩みなんて存在しない」の間違いじゃないかな？　と思っていたら、いつの間にか眠っています。

夢の中には、クヨクヨと思い悩んで、下を向いて涙を流している自分がいます。悩んで気持ちが下向きになっているとき、空は灰色の雲で覆われています。その灰色の雲からは雨が地上に降り注ぎ、雨は大地を潤していきます。

だんだんと気持ちが上向きになってきて、空を見上げると、雲の切れ間から太陽の光が差し込んで、地面や海や川の水が照らされていきます。すると、海や川の水は温められて上空で雨雲となっていきます。

灰色の雲の下にいる自分と、光に照らされている自分。雨雲が雨を降らせて地上をどんどん豊かにし、太陽の光によって再び海や川の水が蒸発していき、雲になる。

そんな風景を目の当たりにして、夢の中で思わず「なんてきれいなんだ！」と叫びます。

朝起きると、心が軽くなっています。

その男性は**「ちょっとしたことでも気になってしまうのは、心の隅々まで光に照ら**

されているからなんだ！」と不思議なことを思いつきます。

自分だけどうしてこんなに些細なことで悩むんだろう、と思っていたけれど、光が当たらなければ心の隅にある悩み、苦しみは照らされない。

それが光によって照らされたときに、悩み、苦しみは蒸発していき、前向きに考えて行動できるようになる。

蒸発した悩みや苦しみは雲になって地上に雨を降らせ、乾いた地面を潤わせる。そして、私の心はどんどん豊かになり、他人の心の痛みや苦しみを感じられるようになる。

心が乾いていたら他人の心の痛みまで感じることができないけれど、心が潤ったら、共に痛みを感じることができて、ますます心が豊かになっていく。

そんなことを思うと、「**意味がない悩みは存在しない**」と唱えるのが楽しみになっていったのです。

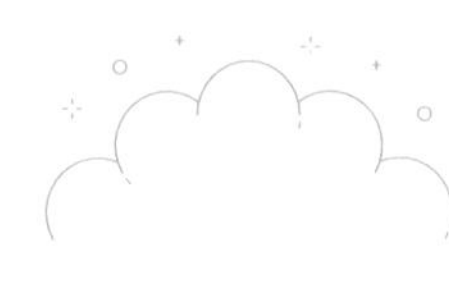

フレーズ⑤

「無意識モード」

▼気を使いすぎて自分らしくいられないとき

人に気を使いすぎていると、「自分らしくいられないストレス」で眠れなくなることがある。このフレーズは「周りの人に評価されたい」「嫌な人だと思われたくない」「馬鹿にされたくない」など、「他人からどう思われるか」が気になる人におすすめ。**「無意識モード」**と唱えるうちに、使い分けられた人格が統合され、自分らしく生きる喜びを感じられるようになる。

ある男性は、以前勤めていた職場で無視されたことがありました。営業成績が優秀だったのに、マイペースに行動するせいで「調子に乗っている」と思われ、距離を置かれてしまったのです。この痛い体験から、人に気を使いすぎるようになっていました。

上司にも同僚にも常に気を使っているので、職場では自分らしくいられません。職場以外の友だちとの関係でもやはり気を使いすぎてしまうので、どこに行っても本来の自分らしくいられず、帰ってきてから「私は何をやっているのかな？」とみじめな気持ちになります。

そのみじめさを解消するためにスナック菓子を食べたり、スマホゲームをやり続けたりして明け方に眠るような生活をしていました。

こんなダラダラした生活はよくない、と思うのですが、人に気を使いすぎて本来の自分らしくいられないストレスをどう処理したらいいのかわからず、毎日同じことをくり返していました。

そんなときに「**無意識モード**」というフレーズを、カウンセラーから教えてもらいました。このフレーズには「**気を使わなくても自分らしく生きられる**」という意味が込められているとのこと。

唱えたときに「気を使わなかったら人から嫌われてしまうし、自分らしく生きられなくなるんじゃないの？」という疑問がわいてきますが、何度かフレーズを唱えているうちに眠ってしまいます。

いつもは朝からあまり気分がよくないのに、フレーズを唱えた翌朝はなぜかスッキリしています。職場に着いてからも、あれこれ周りの人に気を使うことなく、何も考えずに仕事を進められています。

ふと、「今日はあまり気を使っていなかったかも！」と気づき、「周りの人たちから嫌われたらどうしよう」と不安が襲ってきます。

そのときに**「無意識モード」**と再び唱えてみると、「まあ、いいか！」とそのまま周りに気を使わないで時間が過ぎていきます。

友だちとのメールのやりとりも、いつもはどんなに忙しくても丁寧に返事をしていたのに、「なんか面倒くさいな」と思って、そのままスルーしてしまいました。

そのあと、友だちから「何かあった？」と聞かれたものの、友だちもとくに気にしていない様子でした。

家に帰ってきたら不思議と体が軽く、「あれ？　そんなにストレスがたまっていない！」。ふだんだったらダラダラとスマホを見てしまうのに、すぐにお風呂に入って、眠る準備もすんなりできます。

フレーズを唱えながら眠りに落ちると、仮面を被ったヒーローがいろいろな人から私を守ってくれる、という夢を見ます。

ヒーローはいくつも仮面を持っていて、相手によってその仮面を切り替え、守り方を変えて戦ってくれる。そんな夢を見たからか、朝起きると頭の中がスッキリしています。いつもなら、起きた瞬間から職場の人や友だちのことが頭に浮かんでしまうのに、誰のことも思い浮かびません。仕事をしていても、過度に人に気を使うことなく、ありのままの自分でいられます。

以前は、ありのままの自分でいたら嫌われるのでは、と思っていました。でも、今はそんなことで嫌われたり、仕事がなくなったりするなら、そこまでの職場なんだな、と思えます。

開き直れるのが「ありのままの自分」なのかもしれない。そう思いながら、その男性は自由にのびのびと生きられるようになっていきました。

以前は「眠れないかもしれない」という不安があって、寝る前はゆううつでしたが、今では布団に入る時間が楽しみになりました。眠りの中で無意識が自分を守ってくれていることを実感できるからです。

過去に無視されたり、馬鹿にされたりしてできた心の傷。たくさんの心の傷を抱えた私を守るために、「気を使いすぎる人格」を無意識がつくってくれていた。無意識は、私を守るためにいくつもの仮面をつくり出してくれていました。心の傷は時間と共に癒えているはずなのに、いくつもの仮面が残っていて、戦う必要がない場面で戦い続けてしまっていた。

「**無意識モード**」と唱えることで、心の傷によって私を守るためにつくられたいくつもの人格が眠りの中で統合されて、本来の自分に戻っていく。いくつもの人格が統合されたときに、自分らしく生きる喜びをはじめて感じられたのです。

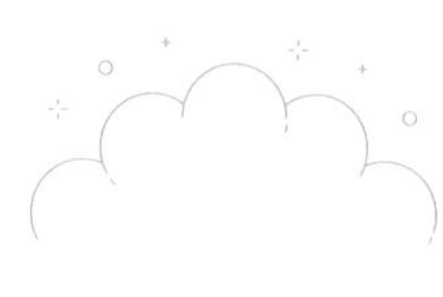

フレーズ⑥

▼人から言われたことが頭から離れないとき

「喜びは嫉妬の雨具」

人から言われたちょっとした言葉が頭から離れないことがある。「馬鹿にされている?」と思う場合は、相手からの「嫉妬」が関係している可能性がある。

楽しんでいたり幸せだったりすると、他人から嫉妬されてしまうことがある。周りの人からの嫉妬は電気ショックのようなもの。過去に周りの人から嫉妬の電気ショックを浴びせられたことがあると、喜ぶこと自体が怖くなる。

このフレーズを唱えることで、「**喜びと幸せを感じてもいいんだ!**」と嫉妬されるのが怖くなくなる。本来の喜びや幸せを感じられる自分に戻っていくと、素敵な眠りでさらに幸せになっていくことができる。

ある女性は、「どうしてあの人はあんなことを私に言ったのだろう」「馬鹿にしてるのでは」と同僚から言われたひとことを考え続けていました。不快な気分を消すために見たくもないテレビ番組を見たり、深夜までスマホで漫画を読み続けてしまったりしていました。

寝る前にジャンクフードを食べたり、間食が止まらなかったり、気がつくと体に悪そうなことばかりして、自分のことが好きではいられなくなっていたのです。

その女性は「考えてもしかたがないのに、どうして嫌なことをしてくる人のことばかり考えてしまうんだろう」「なんで体にいいことができないんだろう」と不思議に思っていました。

そんなときにカウンセラーから、**「悪習慣がやめられないのは、他人からの嫉妬が原因しているのでは」**と指摘されます。「え？　私は嫉妬されるものなんて何も持っていませんけど！」とその方は否定します。

カウンセラーに「健康的な生活をして理想的な体重になって美しくなったら、と想像してみてください」と言われると、瞬間的に「周りの目が怖い」と思うので、たしかに、嫉妬を怖がっているのかもしれない、という気もしてきます。

「不快な人のことが頭から離れないのは、相手から嫉妬の電気ショックを浴びせられたからです。リラックスしたときに電気ショックの恐怖が襲ってくるから、くり返し思い出してしまうんですよ」と言われると、「もしかするとそうなのかもしれない！」と腑に落ちます。カウンセラーはこう続けました。

「嫉妬は〝**動物的な発作**〟です。自分よりも下の立場だと思っている人が、自分よりも優れたものを持っている、という条件で起きます。

たとえば、相手からすれば、あなたの『自信がない』という態度が〝自分よりも下〟と意識させます。

自分よりも下だと思っていたのに、何かの拍子にあなたのポテンシャルが見え隠れすると、相手は嫉妬の発作を起こします。相手の嫉妬は電気ショックのようなものだから、電気ショックを浴びせられたあなたは、喜びや幸せを感じること自体が怖くなってしまうのです」

何気ない相手のひとことが頭から離れないのは、相手から嫉妬の電気ショックを浴びせられたから。カウンセラーからそう言われると、なんとなく腑に落ちます。

自分の願いを叶えたり、健康的になったり、理想的な姿になったりすることが怖いのは、本当は他人からの嫉妬が怖いから。

これまで思い通りに生きられない自分を責めていたけれど、「私は嫉妬されて本当に大変だったんだな」と思えて、自分自身のことが少しかわいそうになります。


私は嫉妬が怖いんだ、と理解できてもやっぱり体にいいことはできないし、不快な人のことを思い出してしまいます。カウンセラーに相談すると、**「喜びは嫉妬の雨具」**というフレーズを教わりました。

夜遅くまでダラダラとテレビを見てしまうときに、フレーズを唱えてみると、雨のように降り注ぐ嫉妬のイメージがわいてきます。

「私ってけっこう嫉妬されていたのかも」と思いながら、淡々と寝る用意ができていました。

トイレに入ったときに不快な人が頭に浮かんでも、フレーズを唱えていると、その人のことがどうでもよくなってきます。

それまでは布団に入っても、「寝よう」と思えば思うほど眠れませんでした。

でも、**「喜びは嫉妬の雨具」**と唱えるようになると、「なんの喜びなんだろう？」と考えているうちにいつの間にか眠りに入っています。

朝起きたときにも、いつもだったら不快な人が頭に浮かんで嫌な気分になるのに、フレーズを唱えていると、不快な人が頭から退散していきます。

これまで「スイーツを食べることが何より幸せ」と思っていました。でも、フレーズを唱えているうちに、「そうでもないかも」と食べない喜びを感じるようになるからおもしろい。

その女性には「仕事が長続きしない」という悩みがありましたが、**「仕事でうまくいくと周りから嫉妬の電気ショックを浴びせられるから、それを恐れて続けられなかったんだ！」**ということがわかってきます。

唱え続けていたら、眠る喜び、健康的に生活する幸せを感じられるようになって、どんどん自由になっていきます。そして、そんな普段の生活の喜びを感じていると、さらに眠る幸せを感じられるようになっていったのです。

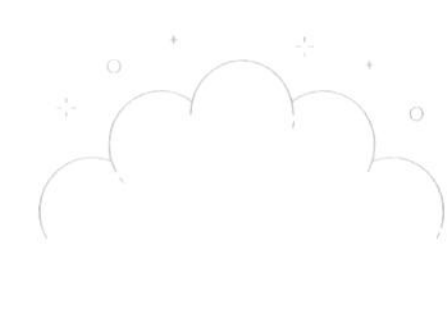

フレーズ⑦

「脳内ミルク」

▼生活のリズムが不規則になっているとき

食事をしたあとに眠くなって昼寝しすぎてしまい、眠らなければいけない時間にちっとも眠れない、という人に。

食事をして眠くなったときに「**脳内ミルク**」と唱えると、口の中にミルク飴の味が広がって頭がさえてくる。すると、変な時間に寝落ちしなくなる。夜眠るときに唱えると、安心感に包まれてぐっすり眠れる。幼かった自分が成長し、穏やかな眠りの中に、愛と安心感を見出すことができるようになる。

ある男性は、食事をするとすぐ眠くなり、就寝時間より前に寝落ちするのが習慣になっていました。「うわ！　変な時間に寝てしまった！」とあわてて起きて食器を洗ったり、お風呂に入ったりして布団に入るのですが、そのあとになかなか寝つけません。

ようやく眠れても、数時間後にはまた目が覚めてしまって、トイレに行ったりしていると、また眠るのに時間がかかってしまいます。

寝落ちしていた時間と合わせたらけっこう長い時間眠れているから、まぁいいか、とも思うのですが、スマートウォッチで睡眠パターンを測ってみると、「うわ！　全然深い睡眠が取れていない！」とショックを受けます。

健康な人なら深い睡眠が何時間もあるはずなのに、まったく深い睡眠が取れていません。「食べたあとに眠くなったら、そのまま寝る準備をして朝まで寝てしまうほうがいいのかもしれない」と生活を見直します。

よし、今日からはちゃんとしよう、と思ったものの、食べたあとに「このテレビを見終わってから」などダラダラしていると、だんだん眠くなってきます。「まぁ15分くらいなら寝てもいいか」と気をゆるめたら、いつの間にか寝落ちしてしまい、1時間経っています。

早く寝なくてはと思っているのに、気がつくと深夜番組を見ている自分がいて、「まただよ！」と自分に嫌気がさします。

しっかり眠れていないから昼間にものすごい眠気が襲ってきたり、ボーッとして仕事に集中できなくなったりしてしまうのに、どうしても夕飯を食べたあとに寝落ちしてしまう。「私はなんて意志が弱いんだ」と自分を責めていました。

そんなある日、男性はカウンセラーから、「**脳内ミルク**」というフレーズを教えてもらいます。

「なんのことかよくわからない」と思ったものの、変な時間に昼寝してしまい、夜ぐっすり眠れない人向けのフレーズだそうで、とりあえず唱えてみることにしました。

食事をしたあと、いつものように眠くなったときに、「**脳内ミルク**」と唱えてみると、不思議と口の中にあのミルク飴の味が広がってくるような感覚になり、頭がさえてきます。

「さっきまであんなにだるくて眠かったのにどうして？」と不思議に思っていたのに、フレーズを唱えると、眠気がなくなって淡々と食器を洗って寝る準備ができます。

寝る前にもフレーズを唱えていると、いつの間にか眠っています。

以前は夜中に何度も起きていたのに、朝までぐっすり。そして朝はスッキリ起きられて、日中の眠気もなくなっています。

「なんなんですか、このフレーズは?」とカウンセラーにたずねたところ、「**赤ちゃんの頃、お母さんのおっぱいをほしいときにもらえなかった人向けのフレーズなんです**」と教えてくれます。

「赤ちゃんは、お腹がすくと、お母さんのおっぱいを求めます。お腹がすいている状態は血糖値が下がっているので、おっぱいをもらうことで、血糖値が上がって、血糖値が安定して眠ることができるのです。お母さんのおっぱいをほしいときにもらえないと、赤ちゃんは泣きます。それは、おっぱいのかわりに泣くことでストレスホルモンを出し、血糖値を上げようとしているから。

赤ちゃんは泣き疲れて眠ってしまうけれど、眠りの中ではお母さんの安心感と愛情を求め続けているんです」

「脳内ミルク」と唱えると、赤ちゃんの頃に得られなかった愛が満たされる。

なぜなら、必要なときに安心感や愛がもらえなかった自分に気づき、大切にしてあ

げられるから。

男性はカウンセラーの説明を聞いて、「たしかに私の母親はいつも忙しくしていたから、安心感が足りなかったのかもしれない」と腑に落ちます。

フレーズを唱えるたびに、夢の中で「安心感と愛がほしかったんだね」と自分を愛してあげることができる。そして、穏やかな眠りの中で、求めていた愛と安心感を見出せるようになっていったのです。

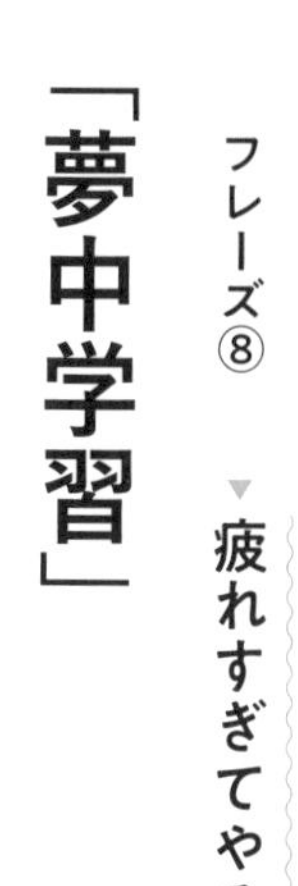

フレーズ⑧

▼疲れすぎてやる気が起きないとき

「夢中学習」

なぜかいつも疲れている人に。ボーッとしているときは何もしていないように見えて、脳が働き続けている。何もしていないのに疲れている人は「**脳のデフォルト・モード・ネットワーク**（DMN）」が過剰に活動している可能性がある。この状態は脳のエネルギーを浪費して、脳を疲れさせる。

眠っているときも、脳は休まず活発に活動している。実は人間は休むために眠るのではなくて、学ぶために眠っている。「**夢中学習**」と唱えることで、ムダなエネルギー消費を防ぎ、意識的に学ぶか、無意識に学びを任せるのか、自然と選べるようになる。

ある女性は、仕事をたくさんやっているわけではないのに、ひどく疲れている日が続いていました。

やろうと思ったことの半分もできていないから、なんの達成感もありません。布団に入ってからも「今日も何もできなかった」「明日必ずこれをやろう」などと考え続けてしまい、気がついたら夜が明けてしまう毎日を送っていました。

明け方に寝て、リモートワークの始業時間に間に合うギリギリの時間に起きます。ボーッとしながらも仕事を前に進めようとしますが、効率が悪く、時間があっという間に過ぎて1日が終わってしまいます。

仕事でも疲れるようなことをさほどしていないはずなのに、気力がまったくわきません。何もする気が起きずに1日があっという間に過ぎてしまう。そんな日々に嫌気がさしていました。


そんな女性が「**夢中学習**」というフレーズをカウンセラーから教えてもらいます。「ボーッとしちゃうときに唱えてみるといいですよ！」と言われて、昼間にボーッとしているときにこのフレーズを唱えてみます。すると、何も考えずにテキパキと片付けをしている自分に気がつきます。

いつもだったら、片付けの方法をネットで調べているだけで時間が過ぎていくのに、すんなり片付けができたのでうれしくなります。

「何も達成感がないから寝る気にならない」と思っていたのに、フレーズを唱えていたら「眠っている間に何かが起きるかも」という期待の中で眠りに落ちています。

朝起きると、いつもぼんやりしていたのに、何も考えずに顔を洗ったり歯を磨いています。

いろいろと考えを巡らせてしまいそうになったら、「**夢中学習**」と唱えてみます。するとボーッとすることなく目の前のことに集中できて、やりたかったことを少しずつ楽しむことができるようになります。

これまで勉強したいと思っていた講座を淡々とネットで申し込んで、実際に講座に行くことまでできるようになりました。

そのうち、夜になって「**夢中学習**」と唱えながら眠るのが楽しみになります。唱えると、寝ている間によい学びができるような気がするからです。

眠れば眠るほど、自分がしたかったことを夢の中で効率よく学び、明日へと活かすことができる。自分がどんどんバージョンアップしていく感覚になります。そして、朝起きたら、ちょっとずつ部屋を片付け、自分がやりたいことにちゃんと向き合うことができる。

そんなことをくり返しているうちに、部屋がどんどん片付いていきます。勉強も進んで、以前の自分だったら見えなかったことが見えてきます。本当に「眠っている間に勉強している」感覚があって、眠るのが楽しくなっていったのです。

「なんでボーッとしていただけなのに、あんなに疲れていたのだろう」

そう疑問に思って調べてみると、**「ボーッとしているときは脳がデフォルト・モード・ネットワークという状態で、ものすごくエネルギーを消費している」**ということがわかりました（『世界のエリートがやっている　最高の休息法』（久賀谷 亮著　ダイヤモンド社より）。

「何もしていないからエネルギーなんて消費していない」と思っていたけれど、実はまったく逆。ボーッとすればするほど、ものすごい量のエネルギーが消費されてしまうために疲れて何もできなかった、という事実にものすごく納得がいきます。

これまでは動けない自分に劣等感を覚えていました。でも、眠っているときにこそ学んでいるんだ、と実感できるようになると、夜の眠りにつくのが楽しくなっていったのです。

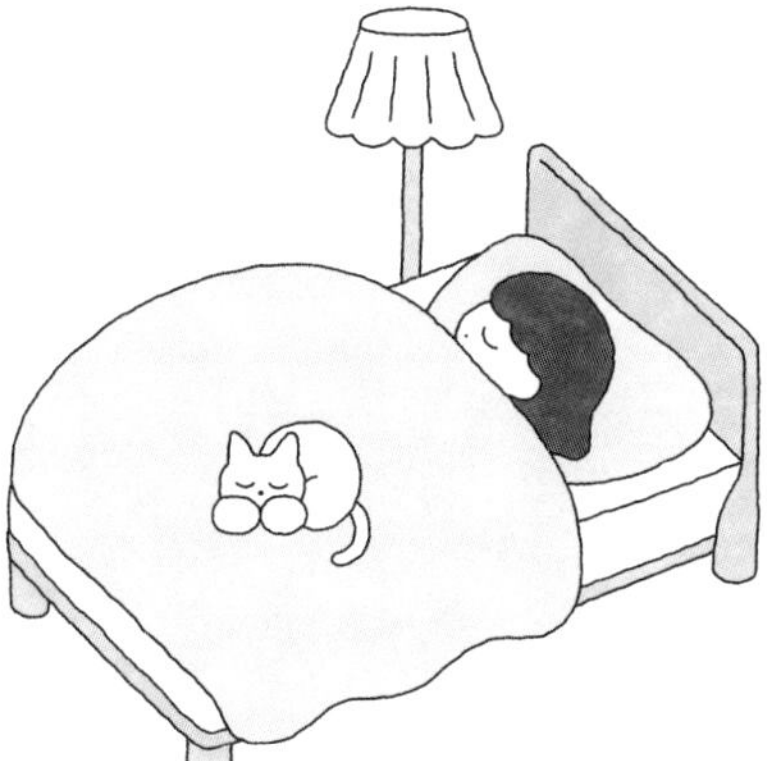

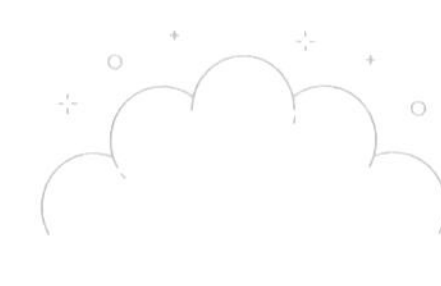

フレーズ⑨ ▼焦燥感で眠れないとき

「考えるぜいたく」

やるべきことが思うように進まず、イライラして眠れない。「あれもこれもできていない」という焦燥感があるときは、このフレーズを唱えてみよう。焦る気持ちがおさまり、眠りにつけるようになる。それだけでなく、記憶力や集中力もアップし、アイデアも芽吹いてくる。

ある女性は、「やらなければいけないこと」でいつも頭がいっぱいになっています。あれもやって、これもやって、あの人に問い合わせの返信をして……。そんなことを考えているだけで、あっという間に時間が過ぎていきます。考えているだけでちっとも行動に移せていないため、「生産的なことを何もしていない」といつも焦りを感じています。

思うように行動できず、「あれもできなかった」「明日はこれをやらなければ」と考えるのをやめられない。頭が働きすぎて、寝つきにくくなっていました。

「やるべきことを一覧にすれば、よけいなことを考えなくてもすむかも」と思って、TODOリストをつくってみても、「あの人に連絡して、この人に連絡して」など、頭の中で段取りを考え続けてしまいます。

考えることをやめられない女性は、「**考えるぜいたく**」というフレーズをカウンセラーから教えてもらいます。

「そんなフレーズを唱えて、何かの役に立つの?」と疑問に思います。

「フレーズを唱えること自体が時間のムダなのでは?」とも思いましたが、考えるのが止まらなくなったら「**考えるぜいたく**」と唱えてみるようにしました。

実際に唱えてみると、いつもだったら「時間をムダに使ってしまっている」と焦燥感でいっぱいだったのが、「高級リゾートでくつろぎながら考えている気分」に。

ゆったりとした時間の中で、ぜいたくに時間を使っている気分になると、不思議とアイデアがまとまって、メールの返信も適当に書くことができます。

いつもだったら、せわしなく「あれもこれも伝えなければ」と考えに考えて書いていたメールも、フレーズを唱えていると、心が豊かな感じになって適当に返信することができます。

考えるたびにフレーズを唱えていると、「たしかに生産的なことをしているときより、非生産的なことをしていたほうが楽しいよな」と思えてきます。

眠りの時間は非生産的、と思っていたけれど、フレーズを唱えるうちに「ぜいたくな時間」と思えてきて、眠るのが楽しみになります。

眠っている間も脳は働き続けている、ということは、眠っているときでさえ「考える時間」を持てているということ。とてもぜいたくな時間を過ごしているのかもしれない、と豊かな気持ちになります。

眠れば眠るほど、ぜいたくな時間の過ごし方をしているから、心がどんどん豊かになっていく。心が豊かになればなるほど、細かいことを考えなくなって、何も考えることがない時間が増えてくる。

「あれ？　考えるぜいたく、と言っているのに、ぜいたくな時間を過ごして心が豊かになったら、細かいことが気にならなくなって、考えない時間が増えてしまった？」とちょっとした矛盾を感じます。

そんなことをグルグル考えそうになったら、「**考えるぜいたく**」のフレーズを心の中で唱えてみます。すると、考えるのが面倒になって、目の前のことを淡々とやり続けることができます。

やらなければいけないことはいつの間にか終わっていて、一番ぜいたくな時間の使い方である「眠りの時間」に入ることができるようになっていました。

「心が貧しかったら、休みなく働き続けなければいけない気がする。でも、もし心が豊かになってぜいたくな時間の使い方ができるようになれば、あくせく働く必要がなくなるのでは？」なんてことまで考え始めます。

そんなときでも、あのフレーズが浮かんできて「こんなことを考える時間がぜいたくな使い方なんだな」と思える。そのうちに、時間と仕事にどんどん余裕ができて、本当にぜいたくな時間の使い方ができるようになっていたのです。

フレーズ⑩　問題の解決策をずっと考えてしまうとき

「夢の中では100倍の処理能力」

仕事やお金のことばかり考えていると、神経が高ぶって眠れなくなる。そんなときは、いったん無意識に任せてみよう。眠っている間に、無意識は夢の中で次から次へと正確な計算をしてくれる。そんなイメージをすると、考えすぎることから解放されて、気持ちよく眠れるようになる。

ある男性は「どうしてお金が貯まらないんだろう」と悩んでいました。残業代をふくめた給料と生活費を細かく計算しているのに、お金がちっとも貯まりません。学生時代から計算は比較的得意でしたが、貯金通帳を見ると全然貯まっていないのです。

こんなにいつも頭の中で計算しながら生活しているのに、貯金はどんどん減っていく一方。ふだんの買い物も高いものを買っているわけではなくて、一番リーズナブルなものを買っています。周りの人よりもお金を使っていないはずなのに、なぜかお金がたまりません。

仕事でも、最初にスケジュールをしっかり立てているはずなのに、気がつくと予定がどんどん後ろ倒しになっています。上司からも「ちゃんと考えて計画を立てているのか。自分の仕事のスピードを計算してから計画を立てるように」と言われる始末。「自分は計算がちゃんとできていないのかもしれない」と自信をなくして、不安から不眠気味になっていました。

そんな男性が「**夢の中では100倍の処理能力**」というフレーズを、カウンセラーから教えてもらいます。

唱えるだけで貯金通帳に変化が出たり、仕事がうまくいくようになったりするのであれば、とフレーズを唱えてみることにしました。

お金の計算をするときやスケジュールを立てるときに、このフレーズを唱えてみます。唱えていると「100倍の処理能力ってどんだけ～」とツッコミたくなります。

フレーズを唱えていると、「うわ、自分は人間関係でも計算しているかも」と損得勘定で人の付き合いを決めている自分に気づき、ちょっとびっくりします。

「お金が貯まらない」と思ったときにもフレーズを唱えてみると、「あれ？　もしかして細かく計算すればするほどお金って貯まらなくなる？」という不思議なことに気づきます。

夢の中で計算したほうが本当に効率がいいのかも、と思っていると、寝る時間が早くなっていきます。なぜなら、昼間に計算するよりも、夢の中で100倍の処理能力で計算したほうが効率的だと思ったからです。

フレーズを唱えながら眠ってみると、子どもの頃に遊んだパラパラ漫画のように、いろいろな記憶がパラパラと次から次へと素早く切り替わる場面が見えます。

「うわ～！　夢の中ではこんなにものすごい速度でいろいろなことを計算しているんだ！」と感動します。

これなら自分で計算するよりも、本当に100倍の処理能力があるかもしれないと思い、昼間に細かい計算をしなくなります。

しばらくフレーズを唱え続けていると、眠るのが楽しみになってきます。

久しぶりにネットバンキングで残高を調べてみたら、「うわ！　これまでよりも貯金が増えているかも！」とちょっとうれしくなります。

その男性は計算に自信があったのですが、いちいち細かいことを計算していたことがストレスになって、気がつかないうちにムダ遣いをしていたから貯金ができなかったのかも、と思い至ります。

仕事のスケジュールがうまく立てられなかったのも、「早く終わらせなければ」ということばかり考えて、質の高い仕事ができていなかったから、結局やり直しが多くなってしまっていたことに気づきました。

夢の中の100倍の処理能力にすべての計算を任せたら、ストレスが軽減して状況が変わってきたのかもしれない。

もともと計算が得意なのだから、その100倍の処理能力を夢の中で発揮してくれるのだったら、人生がどんどんおもしろい展開になっていきそう。

フレーズを唱えて眠ると、100倍の処理能力によって、これまで考えられなかったような展開が起こっていく。そんな予感がしたのです。

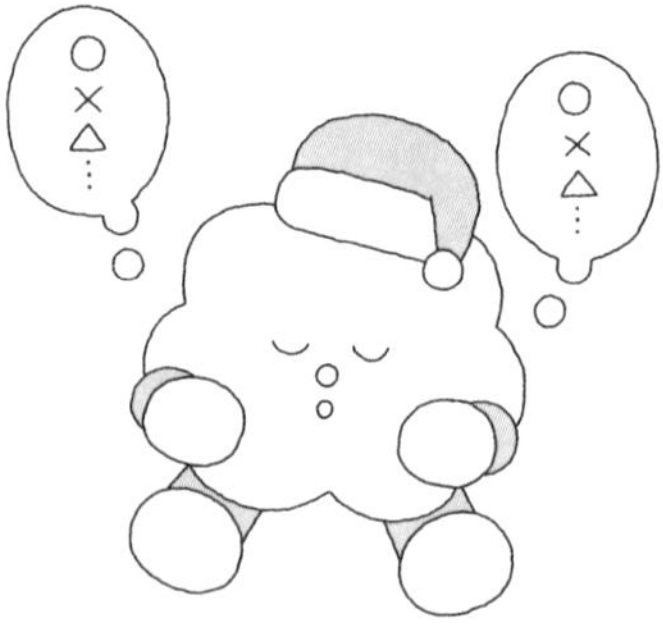

第3章

あえて意識を使って眠る方法

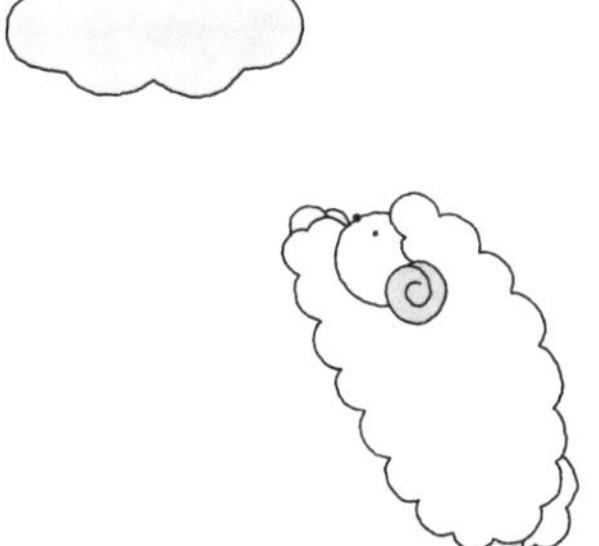

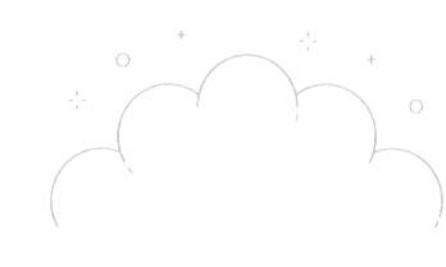

「意識」から「無意識」にバトンタッチ！

眠れるだけじゃない！　無意識のすごい力

第2章では魔法の暗示フレーズを唱えて眠る方法を紹介しましたが、この章では、「暗示だけで本当に眠れるの？」と思う方や、「やってみたけれど眠れなかった」という方に向けて、眠る方法を紹介していきます。

カウンセリングの現場でも、暗示が効きにくい方もいます。暗示をうまく使えないときは、**「あえて意識を使って眠る方法」**が有効です。この章で紹介するテクニックは練習すればするほど上手に使えるようになり、自分の力で心地よい眠りを獲得できるようになります。

「え？　意識を使ったら眠れないんじゃないの？」と思った方。

たしかに、人は意識が強く働いていると眠れません。

意識的に「さあ眠ろう」と思ったりすると、意識が強く働いて、無意識の状態である「眠り」に入りづらくなってしまいます。

そこで、**意識を向ける先を選ぶことで無意識を働かせ、眠りの世界に入っていきます。**


パニック発作が起きた場合などに、頭の中で数を数えたり、指を折って数を数えたりすることが、心を落ち着かせるのに有効なように、「**自分が無意識のうちに取っている行動に意識的に注目する**」と、意識と無意識のバランスを取れるようになります。バランスが取れると、意識から無意識へスムーズにバトンタッチして深く眠れるようになるのです。

ここでご紹介する方法は、意識的にトレーニングすることで、心地よく眠れるようにするものですが、**同時に潜在能力を高めるのに役立ちます。**

くり返しトレーニングすれば、「無意識の力」である潜在能力を意識的に引き出せるようになります。

名探偵ばりの観察力や、他人の気持ちの分析力、そして人を心地よくさせるコミュニケーション能力など、**自分に本来備わっている能力を引き出せるようになる**のです。

本来の能力が発揮できるようになると、周りの人たちの自分に対する対応が明らかに変わってきます。**「あれ？　眠れるようになっただけじゃなくて、私自身がバージョンアップしているかもしれない！」**と感じられるようになるのです。

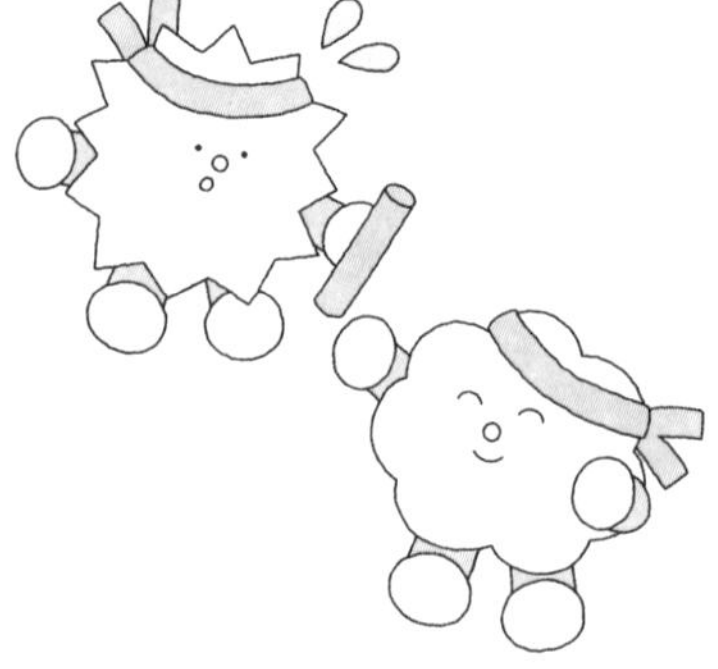

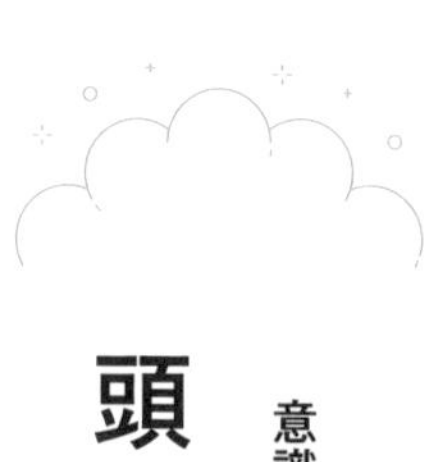

意識を使って眠る方法①　他人の言動にイライラして眠れないとき

頭の中の観察日記

不快な言動をする人が身近にいると、イライラして眠れなくなることがある。この方法では、相手の行動をあえて詳細に思い出して、小学生が観察日記に書くようにモニターする。

「落ち着きがない」「うるさい」などの主観的な表現ではなく、「何時何分に○○をした」など、あくまで客観的にモニターするのがポイント。

さらに、そんな相手に対して自分が何を思っているのか、プラスチックの観察箱を外から観察するように見てみると、いつの間にか眠りに落ちている。

子どもの頃に、植物や昆虫などの「観察日記」を書いたことはありませんか？

観察日記のように、苦手な人の「客観的な情報」だけを書いていくと、意識と無意

識のバランスがうまく取れるようになります。

「○○さんの客観的な観察日記」はノートに書いてもいいですが、頭の中でリストアップしていくだけでもいいトレーニングになります。

ただし、「○○さんは不機嫌そう」や「私を攻撃している」などは、〝客観的〟ではなく、〝主観的〟な情報です。

客観的な情報は「椅子に座った状態で股を90度に広げて、右足のつま先を軸に足を上下に、およそ1秒間に3回の割合で動かしながら、視線を私のほうに5秒向けていた」という感じになります。この状況を「落ち着きがない様子で貧乏ゆすりをしていた」とするのは主観的です。

また、直接会って観察できない場合は、「私がメールを送ったら、返事は2日後。5行の文章」など、できるかぎり客観的な情報を集めるようにしましょう。

こんなふうに客観的情報を頭の中で思い出しながら書いたり、頭の中でリストアップしたりしていきます。

「あの人は落ち着きがない」「だらしない」という表現は主観的で、意識が働いている証拠です。でも、その背後には無意識が働いていて、相手の細かい動きなどをちゃんと観察して、しっかり記憶しています。

その無意識が観察していた情報こそが「客観的情報」で、それを書き出したりリストアップしたりすることで意識と無意識のバランスが取れて、いつの間にか心地よい眠りに誘われるようになるのです。

夫の言動がストレスに

ある女性は「夫がリモートワークになり、常に一緒にいるのがストレスで眠れなくなってしまった」と悩んでいました。

「キッチンで使ったものをなんでちゃんと片付けないの！」「どうして私が集中したいタイミングでいつも声をかけて邪魔してくるの？」など、イライラして夜になると怒りで眠れなくなってしまうのです。

そこで、夜眠る前に「旦那の観察日記」を書いてみます。

「落ち着きがない」「ちっとも仕事に集中しない」という情報は主観的なのか……。そう思ったら「それ以外は何があったっけ？」と書くことが思いつきません。

そのとき、カウンセラーが「**観察日記を書き始めたばかりのときは、誰でも『嫌味を一方的に言う』『私のことを理解していない』など、まず主観的な情報が思い浮かんできます**」と言っていたことを思い出しました。

カウンセラーによると、次のような「**数字で表せること**」を意識すると、客観的な情報を集めやすいそうです。

・**回数、頻度**（「嫌味ばかり言う」ではなく、「〇〇と10回言った」など）
・**時間**（「朝早くにメールが来た」ではなく、「朝6時15分にメールが来た」など）
・**姿勢**（「姿勢が悪い」ではなく、「体を30度前に倒して」など）

そういえばトイレに頻繁に行っていたよな、と思ったけれど、「頻繁」を客観的に書くと「45分おきにトイレに行っていた」になる。「へ～！　時間で書いてみるとそんなに頻繁でもないのか！」と、観察日記を書くのがおもしろくなってきます。

「食事のメニューをいちいち私に聞いてくる」ということも、客観的に書いてみると「11時40分に、〝今日のお昼は何にするの？〟と私のうしろにあるドアを開けて、顔だけドアから出して声をかけてきた」という感じになります。

「いちいち私に聞いてきて！」とイライラしていたのが、客観的に書いてみると「あれ？　なんでこれだけのことでイライラしていたんだろう？」とどうでもよくなってきます。

その女性は余っていたノートに夫の客観的な情報を書き始めたのですが、いつの間にか眠くなってノートを閉じて寝てしまいます。

そして、次の日になったら、「観察日記を書くために夫を観察しなければ」と意識的に夫の動向に注目します。

すると、**「あれ？　夫が近寄って来なくなった！」**と不思議な現象が。

「何か観察日記に書くネタをくれ！」と思っているのに、ちっとも夫は不快なことをしてこなくなって、「夫は10時48分、そして11時40分、12時50分にトイレに行った」ぐらいしか書く内容がありません。

もっと思い出さなきゃ、と夫の客観的な情報を思い出そうとすると、いつの間にか眠くなって「明日でいいか！」と眠ってしまいます。

それまで「夫のせいで私の時間がムダになっている」とイライラしていたのも、私の主観でしか見ていなかったということ。観察日記を書くようになったら、子どものようにぐっすり眠れるようになっていったのです。

「あの人が悪い」と考えなくなった

「これって実際に書かなくても、頭の中で書いているつもりでもよさそう」

そう思って、ノートに書き留めることをやめて、早めに布団に入ります。

頭の中で「夫の観察日記」を開始。夫はテレビ番組の○○を見ていて「これ、おもしろいな」と顔を左斜め45度に向けながら、テレビの画面を見つめてつぶやいた。

リストアップしていくと、「夫がうざい」「気持ち悪い」といった印象が変わってきて、**「この人って、本当はさみしい人なのかも」**とこれまで見えなかったことが見えるようになります。

そんな気持ちで夫のことを見るようになると、二人の関係性が変わっていきます。

それまでちっとも家事に協力的ではなかった夫が、ちゃんと家の中をきれいにしてくれるようになったり、こちらの体調を気遣ったりしてくれるようになって、家の中がすごく心地よい空間になっていきました。

「もしかして、私の無意識の力のおかげで夫が変わってきたの？」とうれしくなります。

意識では、他人に対して「私のことを馬鹿にしている」「家事を押しつけようとしている」「責任逃れをしている」などの判断をしています。

一方、無意識では、さまざまな客観的な情報を観察して集めているのです。

無意識が集めている客観的な情報を「観察日記」で拾ってみると、意識と無意識のバランスが取れるようになります。そして、それまで見えなかったものが見えるようになり、わからなかったことがわかるようになっていく。

意識と無意識のバランスが取れるようになると、それまで抱えていたストレスから解放されて、心地よい眠りへと誘われていきます。

それだけではなく、無意識の力がうまく使えるようになると、周りの人や環境がどんどん自分の都合のいいように変化していくからおもしろいのです。

意識を使って眠る方法②　リラックスしたいとき

眠る前の「気持ちがいいこと」探しゲーム

寝る前に「自分が気持ちいいと思うことを想像してみましょう」というのは、普通の睡眠導入法。このとき、「**気持ちいいこと」がわからない、と思ってしまう場合は、「苦痛」と「気持ちいい」が入れ替わってしまっている証拠。**

頭の中でくり返し嫌な人のことが思い出されるのは、脳が「**怒って相手を破壊することが気持ちいい**」と感じているから。失敗した恥ずかしさや悔しさを「苦痛」と思っているけれど、普通に「苦痛」を感じているのだったら、何度も同じことを思い出さないようにして避けるはず。

でも、何度も思い出してしまうのは「**苦痛＝気持ちがいい**」となっている可能性がある。そこで、「**これが私の気持ちいいということなんだ！**」と認めると、いつの間にか考えるのが面倒になって眠りに落ちていく。

「寝る前にリラックスしていたほうが心地よく眠れる」というのは、精神科医もよく言うことです。

仕事や家事をしているときは、ある程度緊張しているので、交感神経が優位になっています。

仕事をしたあとに、ゆっくりとお風呂に入り、ベッドの上にゴロンと横になって、「あ〜! 気持ちがいい〜」とリラックスしているのは、副交感神経が優位になっている状態です。

緊張しているときよりも、リラックスして副交感神経が優位になっているときのほうが眠りやすい。だから、スマホなどを寝る直前まで見ていると、交感神経が優位になってしまい、ちっとも眠れなくなってしまいます。

スマホを見ているときは、「癒される動画を見てリラックスして眠りたい」と思っているのに、メールやSNSのアプリが常にオンになっているから、「あの人から連絡が来たらどうしよう」などと気がつかないうちに緊張状態になってしまう。緊張していると、交感神経が働いてしまい、リラックスして眠るのが難しくなります。

そこで、副交感神経を優位にするために、**「気持ちがいい場面」を想像する睡眠導入法**をやってみます。安心できるような気持ちがいい場面を想像して、副交感神経を優位にしてリラックスして心地よい眠りにつく練習です。

・満点の星空を眺めながら露天風呂に入ったときは、本当に気持ちがよかった
・ペットのネコのお腹の匂いをかぐと幸せな気分になる

そんなふうに、気持ちのよかった場面や気持ちのいいことを想像してみます。

ただ、この練習に取り組んでも、気持ちがいい場面をまったく想像することができない方もいます。

「気持ちがいい場面」と思っているのに、不快な人のことが次から次へと浮かんできてしまう場合はどうすればいいのでしょうか？

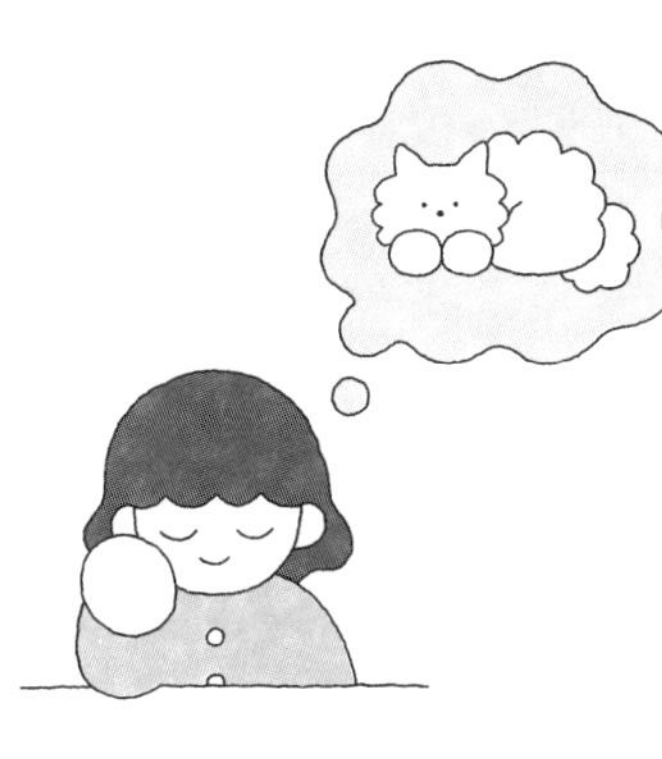

「苦痛＝気持ちがいいこと」になっている!?

「気持ちがいい場面」と思ったときに、怒りを引き出されるような相手が浮かんでくる場合は、「私は怒ること＝気持ちがいい、となっているんだ」と気づいてあげます。

怒ることで脳から快感物質が出るから、「気持ちがいい」と認識しているのです。

「気持ちがいい場面」と思っているのに、「恥をかいた場面、失敗した場面が浮かぶ」という場合もあります。

これも同じように、苦痛で脳に快感物質が出て「気持ちがいい」と感じているだけなので、別におかしなことではありません。

そんなときは、「あ！　私は苦痛を気持ちいいと感じているんだ」と気づいてあげるだけ。そこで**「どうしてこんな不快なことを思い出してしまうんだろう？」と理由を考えてしまうと、交感神経が優位になってしまいます。**

「苦痛を快感と思ってもいいんだ」と自分を許してあげると、「自分に責められなく

てよかった」とリラックスできる。すると、副交感神経が優位になって眠くなってきます。

「気持ちがいい場面」と思ったときに、**何も浮かんでこない場合は上級者**です。「何も感じない」が悟りの境地で「気持ちがいい」。だから、「何も浮かんでこない」のが気持ちいい、で大正解なのです。

「なんで私は何も浮かんでこないの？」と考え始めると、意識がどんどん働いて交感神経が優位になってしまいます。

でも、**「何も感じない『無』の状態が気持ちいい、でいいんだ」**と思ってみると、安心して副交感神経が優位になってリラックスできます。

寝る前に「気持ちがいいこと」探しをする習慣を取り入れると、寝る時間に副交感神経が優位になるクセがつき、心地よく眠ることができるようになるのです。

“無”の状態でぐっすり眠れる

ある女性は、過去に起きた嫌な出来事を思い出したり、先のことが不安になったりして、まったくリラックスできず、慢性的に眠れない日が続いていました。

そこで、「気持ちがいいこと」探しに挑戦してみます。

「気持ちがいい場面」を思い出してみようとしているのに、なぜか過去に人から失礼なことをされた場面が出てきてしまいます。

「あ！　でも、これって相手に怒ること＝気持ちいい、になっているということか」と気づきます。

「人に怒りを感じながら気持ちがいいと思ってしまう私って変なの？」と少し不安になりますが、「怒ることは気持ちがいい、でいいんだ」と思ってみると、不思議と心地よい疲れが出てきて眠ってしまいます。

そして、次の日にやはり早めに布団に入って「気持ちがいい場面」を想像してみます。すると、「お金がなくなったらどうしよう」「年をとってひとりになったらどうしよう」など将来の不安が浮かんできます。

「これも不安という苦痛を、気持ちがいいものと感じているんだ」と気づきます。

自分では本当に嫌だなと思っているのに、嫌なことや最悪なことを考えれば考えるほど、苦痛が増して「気持ちいい」と感じている。

自分が意外なことで気持ちいいと感じている、と気づくだけで、いつの間にか心地よい疲れが出てきて、眠れるようになります。

毎晩気持ちがいい場面を想像するうちに、あるときから気持ちがいい場面が何も浮かんでこなくなりました。「気持ちがいいことが何もなくなった？」と一瞬不安になりますが、「あ！　これが何も感じない『無』の状態で無が気持ちがいい、ということなんだ！」と気づきます。

「何もないのが気持ちいい」と思っていると、いつの間にか深い眠りの中に入っていきます。

それをくり返しているうちに、女性は以前のように他人の行動に一喜一憂したり、自分のことを責めたりせず、淡々と生活できるようになりました。

「どんなことが自分にとって気持ちがいいんだろう？」と、日頃から「気持ちがいい場面」を探すようになると、不満に感じることがどんどん減っていき、不思議と仕事や家事に集中できるようになります。

以前はストレスでいっぱいの毎日を送っていたのに、信じられないくらい楽しく過ごせるようになっていったのです。

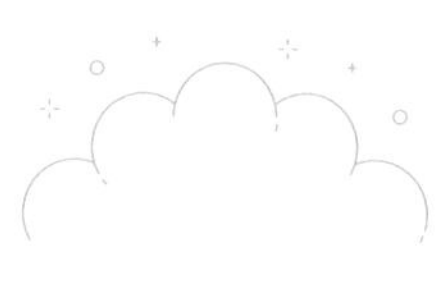

意識を使って眠る方法③　不満でいっぱいのとき

ストレスが消える5回呼吸法

ストレスは、自分が感じていることを言葉にすることではじめて発散できる。

鼻から息を吸い込むときに、「**言葉にする能力が、酸素とともに私の中に取り込まれていく**」と頭の中で唱えてみよう。そして、口から息を吐くときに「**自分の今日1日の感情が、言葉とともに吐き出されていく**」と頭の中で唱える。

このように自分の「吸う息」と「吐く息」を感じていくと、脳内にたまっていたストレスがどんどん減っていく。これを5回くり返すと、「**言葉にできなかったストレスをちゃんと吐き出せた**」という自己暗示がかかり、いつの間にか深い眠りの中に落ちていく。

嫌なことがあっても、「嫌だな」という感覚を、その場で的確に言葉にできればストレスとして残りません。言葉にできないと、**「あのとき、なんであれを言えなかったんだろう?」**とモヤモヤして、脳内にストレスがたまってしまいます。

嫌なことがあっても、ぐっと我慢してしまったり、「相手に言ってもしょうがない」と思ったりして言葉で表現しないと、どんどんストレスが脳にたまって、気持ちよく眠れなくなってしまうのです。

それなら、不満や文句ばかり言っている人はストレスがないのか、というと少しちがいます。

いつも不平や不満ばかり言っている人は、「嫌だ」という感覚を的確に言葉にできないので、いくら不満や愚痴を周りに言ってもストレスが発散されないのです。

「嫌だな」と感じたときに、その場で的確に言葉にして、脳にストレスをためない。それが、今回ご紹介する**「ストレスが消える5回呼吸法」**の目的になります。

「ストレスが消える5回呼吸法」は、眠る前の呼吸に注目します。

息を吸い込むときに、頭の中で**「言葉にする能力が、酸素とともに私の中に取り込まれていく」**と唱えます。

そして息を吐くときにも、頭の中で「**自分の今日1日の感情が、言葉とともに吐き出されていく**」と唱えてみます。最初は覚えるのが少し難しいかもしれないので、文字を見ながら唱えても大丈夫です。

これを5回くり返すと、言葉にできなかったストレスをちゃんと吐き出せた、という自己暗示がかかります。

この自己暗示によって、実際に起きたストレスを感じた場面を夢の中で再体験して、言葉にできなかったストレスを発散し、記憶として的確に整理できるようになります。するど、嫌な体験をくり返さなくなるからすごいのです。

ストレスを感じる出来事があったときに、それをうまく言葉にできないと、記憶を的確に整理できなくなります。

すると、不思議なのですが、自動的に「**同じことを再体験して記憶を整理しよう**」としてしまうのです。だから「**同じような嫌なことがまた起こった！**」という体験がくり返される。

本人は「自分がおかしいから、同じような嫌なことに巻き込まれるのでは？」と思っています。でも実際は、**整理されていない記憶をちゃんと整理するために同じことをくり返している**のです。

夢の中で「言葉にする能力」を発揮できるようになると、不快な体験が的確に記憶として整理されます。同じことをくり返さなくなり、ストレスがどんどん減っていきます。

ストレスが減れば、当然ぐっすり眠れるようになります。

起きているときのストレスは、夢の中ですべてきれいに処理され、スッキリとした気持ちで朝を迎えられます。

そして、夢の中で整理した記憶が次の日から的確に活かされます。ストレスを感じる場面でも、「お！　ここではこうすればいいんだ！」と、うまい具合にチャンスに変えることができるようになります。

不満や愚痴が止まらない……

ある男性は、いつも周りの人に不満と愚痴ばかりもらしていました。上司の不満や会社の愚痴を話し出すと止まらなくなります。

会社の同僚も最初のうちは「うん、うん、そうだよね」と聞いてくれているのですが、その方があまりにも同じ話をくり返すので、「また言ってるよ！」とだんだん相手にしてくれなくなります。

その男性はいつも陰では愚痴や文句を言っているのに、上司から無理難題を頼まれると「あっ、はい」と何も言葉が出なくなって引き受けてしまいます。

雑用ばかり上司から押しつけられて、自分の本来の仕事がちっとも進みません。

上司からは「どうしてみんなと同じように仕事がちゃんとこなせないんだ！」と怒られ、仕事の評価は一向に上がらず、給料の等級は同期では一番下になっていました。

同期はみんな昇給や昇進しているのに、自分だけ雑用を押しつけられて、残業しても仕事が終わらず、「残業するな」と上司から注意されても何も言えません。

そんなことをくり返していたら夜も眠れなくなって、寝ても疲れが取れず、よけいに仕事ができなくなってしまったのです。

そんなときに「**ストレスが消える5回呼吸法**」をカウンセラーから教えてもらいました。いつもより早めに布団に入って、自分の呼吸に注目してみます。

息を吸い込むときに、頭の中で「**言葉にする能力が、酸素とともに私の中に取り込まれていく**」と唱えます。

さらに鼻から吸った息をフーッと口から吐くときに、「**自分の今日1日の感情が言葉とともに吐き出されていく**」と頭の中で唱えてみます。

それを5回くり返していたら、なぜか頭がボーッとしてきていつの間にか眠りの中へ落ちていました。

上司の依頼も無理せず断れる

夢の中では、なぜか自分の怒っている姿が見えます。

愚痴っている姿ではなくて、誰かに言葉で怒りをぶつけているようです。

翌朝、いつもだったら「起きるのだるいな〜」と思っているのに、スッキリと起きることができます。最近は全然頭が働かず、体も重かったのに、気楽に仕事に取りかかることができました。

最初は「夢の中で記憶が整理されるわけがない」と半信半疑でしたが、「もしかしたら、ちゃんと記憶が整理されているかも」と思えて、眠るのが楽しみになります。

それまでダラダラと残業しているせいで、帰りが遅くなって寝る時間も削られるような状態でした。それが呼吸法を試すようになると、さっさと仕事を切り上げられます。

布団に入ったら呼吸に注目して、**「ストレスが消える5回呼吸法」**を実践してみます。4回目ぐらいで頭がボーッとしてきて、5回目には「もうどうでもいいや」という感じで、何も考えられなくなって眠ってしまいます。

それをくり返していたら、あるとき上司から「そろそろ調子がよくなってきたみたいだから、この仕事を引き受けてもらえないか」と仕事を振られそうになりました。

そこで思わず男性は、「今はプロジェクトの仕事が終わっていないので、引き受けられません」とキッパリ断ってしまって、言ったあとで、「うわ！　しまった！」と思いました。

断ったら上司も表情が固まっていたので、「どうしよう！」と焦るのですが、「それでは仕事がありますので」と、上司の席から離れていく自分にびっくり。

席に戻ったときに、断ったことへの罪悪感は多少あったものの、それ以上に気持ちがスッキリしていて、目の前のことに集中できます。そして、ちゃんと仕事を定時で終わらせることができました。

「たまっていたストレスで仕事ができなくなっていたんだ！」

そう気づくと、呼吸法を使って眠るのが楽しみになっていたのです。

意識を使って眠る方法④　不安で目が覚めてしまうとき

愛に満たされて眠る方法

不安感が強い人には、「**眠れるようになる催眠**」ではなく、「**眠れなくなった原因を思い出す催眠**」が効く場合がある。催眠状態によって眠れなくなった原因を思い返してみると、「あ！　こんなことを忘れていた！」と思い出すことができる。大事なポイントを思い出せると、不安感が消え、ぐっすりと眠れるようになる。ここでは、記憶力を上げ、不安感を消す方法を紹介する。

寝るときに、朝から晩まで口にした食べものを1つひとつ思い出して、「**愛されている**」と頭の中で唱えてみよう。朝食の卵や納豆などを頭に浮かべたら「**愛されている**」と唱え、昼食前に食べたバナナチップスを浮かべたときも「**愛されている**」と唱えていく。そんなふうに頭の中で唱えているうちに、いつの間にか眠りに落ちている。

人は記憶が曖昧だと不安になります。たとえば、人間関係で嫌なことがあり、寝ようと思ったときにその嫌なシーンを思い出すのは、意外と肝心なことが記憶からすっぽりと抜けているからです。

上司に怒られてものすごく不快な気分になっていたとしても、「嫌味を言われてムカついたけど、よいアドバイスもくれていたな」など、肝心なことを思い出せれば、まったくクヨクヨ考える必要がない場合もあるのです。

同じことをくり返し考えてしまって眠れないのは、この「抜けている記憶」を探していて見つからない、ということでもあります。

そこでこの不安感を消し去るために、記憶力を上げていきます。ここで紹介する「**愛に満たされて眠る方法**」は一見、記憶力に関係ないと思われるかもしれませんが、ぜひ試してみてください。

布団に入ったら、今日、口にした食べものを朝から順番に思い出します。ひとつずつ思い浮かべたら、「**愛されている**」と頭の中で唱えていきます。「**愛されている**」と**いうコマンドが記憶を定着させてくれるのです。**

朝食のお茶碗に盛られたご飯が浮かんだら「**愛されている**」、お茶碗の隣のナスの味噌汁が浮かんだら、「**愛されている**」とひとつずつ記憶に定着させていきます。

お昼のお弁当に入っていた鯖の塩焼きを思い出したら「**愛されている**」と唱えて、さらにご飯にのっている梅干しを食べたことを思い出して「**愛されている**」と唱えてみます。

このように食べたものを記憶に定着させていくと、その間に起こった出来事の記憶も適切に整っていきます。記憶が適切に整っていくと脳の興奮がいつの間にか収まり、やがて穏やかな眠りの中に入っていきます。

この訓練を毎晩くり返していくと、眠りによって適切に記憶が整理されるようになるからなのか、起きているときの記憶力も気がつかないうちにアップしていきます。

記憶力がアップしてくると、不思議と頭の中でよけいなことを考えなくなっていき、頭の中が静かになります。

そう、嫌なことをグルグル考えてしまうのは記憶力がいいからだ、と思っていたのが、実際に記憶力が上がってみると「**記憶が抜けていたから同じことをいつまでも考**

え続けていたんだ」ということがわかってきます。

この「**愛に満たされて眠る方法**」を使って眠るようになると、記憶がどんどん整っていき、本来の自信に満ちあふれている自分に戻っていくことができます。

そして、**自尊心の低さや自信のなさは、自分の性格のせいではなく、「ただ記憶が欠けていただけ**」ということに気づくのです。

仕事に追われて気が休まらない……

ある男性は起業してしばらく経つと、仕事のオンオフがなくなってしまい、常に仕事をしている状態でした。

自宅で仕事をしているので「何時まで仕事」という制限がなくて、ついつい寝るのが遅くなってしまいます。

布団に入ってもなかなか寝つけないので、お酒を飲んで眠るようにします。

お酒を飲むとたしかに入眠できるのですが、寝ている途中で目が覚めると、「あれ？

あの仕事をやったかな?」と気になって、起きてチェックせずにはいられなくなってしまい、そこからなかなか眠れなくなって朝を迎えます。

そんなことをくり返していると、同じ量を飲んでも、頭の中がせわしなくて眠れず、飲酒量が増えていきました。

そして、眠っても眠りが浅いのか、途中で仕事のことを思い出して起きてしまって、一度起きると眠れなくなりました。

日中はボーッとして仕事に集中できない状態で、ミスをして取引先に迷惑をかけてしまうこともあり、自信を失ってしまったのです。

そこで、カウンセラーに教えてもらった**「愛に満たされて眠る方法」**を使ってみることにしました。

布団に入ってやってみようとすると、「やっぱりお酒を飲まなければ眠れないんじゃないのかな?」と不安になりますが、とにかく朝から口にしたものを思い出してみることにしました。

朝食に食べたトーストを思い出して、「あ! バターを塗ったんだ」と頭に浮かべながら**「愛されている」**と唱えてみると、「こんなアホなことで記憶力が上がるのかな？」と馬鹿馬鹿しくなってきます。

「トースト以外に何を食べたっけ？」と考えながら、「トマトだ！」と頭に浮かべて**「愛されている」**と唱えてみます。

そんなことをくり返しているうちにいつの間にか夢の中に入っていて、気がついたら朝になっていました。

「仕事中心」の生活から「やりたいこと中心」の毎日へ

お酒を飲まずに眠れたのがうれしくて、寝るときに何を食べたか思い出しやすいように、いつもとはちがう朝ご飯を食べてみることにしました。

そして、布団に入ってみて朝食に食べた卵焼きを思い出して**「愛されている」**と唱えたものの、昨日のように眠れません。

「真面目に食べたものを覚えておこうと意識しすぎたから眠れないのかな？」と不安

になったものの、夕食まで思い出してから、「もう一度朝食からやってみるか」と、思い出し始めると、いつの間にか眠っています。

「なんでこれで眠れるの？」と眠れるしくみに興味がわいてきます。

「愛されている」というコマンドが眠りに影響しているのかもしれない。

そんなことを考えながら、「まあ、眠れるからいいか！」とくり返していくと、仕事の効率がどんどん上がってきます。

余裕が出てくると、「お酒を飲んで寝ていたから、記憶力が落ちて効率が悪かったんだ！」と気がつきます。記憶力が元に戻ると、「仕事ってこんなに余裕を持ってできるんだ」と実感したのです。

それまで仕事のために生きているような感じだったのに、片手間でも仕事がうまく回るようになり、自分のやりたいことを中心にした生き方に変わります。

仕事に追いつめられて、生きるだけでも精一杯だったのに、楽しみながら仕事ができる。心地よい眠りとともに、起業した当時の自信を取り戻すことができたのです。

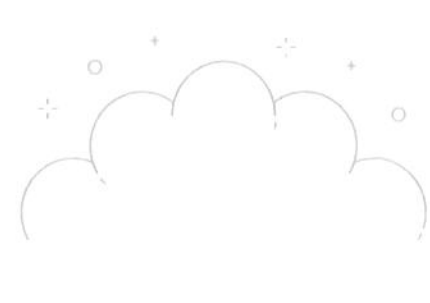

意識を使って眠る方法⑤　周囲に気を使って我慢しすぎているとき

幸せな夢をデザインする方法

布団に入って「こんな素敵な夢が見たい」と想像してみよう。

不幸な夢を想像したり、想像した夢をつまらないと思ってしまったりする場合は、ピンとくるものが出るまで次々に想像してみる。**「自分が本当に求めていたもの」**が見つかると、スッと眠りに落ちる。

この方法は**「いつも自分ばかりが我慢している」「言いたいことがあっても、相手に思いがうまく伝わらない」**など、周囲に気を使って日常的にストレスをためてしまいがちな人によく効く。

寝ている間に**「アサーティブネス**（**自己表現や自己主張**）」な能力も身について、日常的なコミュニケーションがスムーズになる。

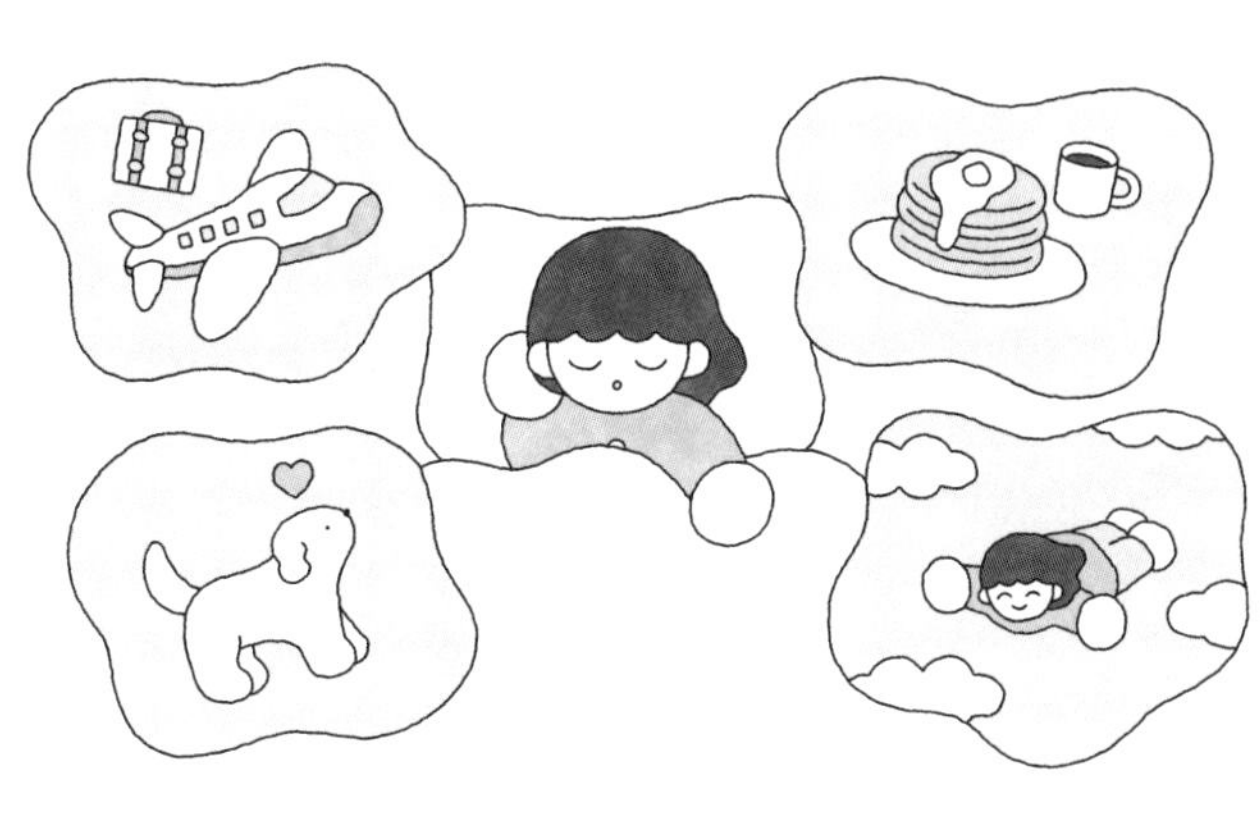

夢を自由にデザインできるとしたら、どんな夢が見たいだろう？

こんな想像をすることが、**「幸せな夢をデザインする方法」**です。

これは**「アサーティブネス」**の訓練にもなります。

「自分ばかりが我慢している」「相手に伝えたいことが伝わらない」などのストレスがあると眠りづらくなります。

日頃から相手の気持ちを考えていたり、周りの状況を見すぎて言いたいことややりたいことを我慢したりしてしまうと、脳にストレスがたまっていきます。そして、夜になるとそのたまったストレスで眠れなくなってしまうのです。

そこで「**幸せな夢をデザインする方法**」を使って、アサーティブネスをトレーニングしてみると、昼間のストレスがどんどん軽減して眠れるようになります。

アサーティブネスは「わがままになる」「強引に我を通す」ということではなくて、自分の素直な気持ちや意見を相手にも配慮しながら表現することです。アサーティブネスがうまくできるようになると、自分の伝えたいことがスムーズに伝わり、心地のよい人間関係が築きやすくなります。

この訓練は、眠る前に布団に入ったときに「今日はどんな夢を見たいかな?」と考えることから始まります。夢の中では自由になんでも実現できます。

空を飛ぶことだって、プロスポーツ選手になることだってなんでも可能。どんなドラマでも自分が思った通りに展開できるのです。

「自分が本当に求めているもの」に近づいていく

私も夢のデザインをやってみました。

興味深かったのが「自由に夢をデザインできる」と思っているのに、「仕事で失敗して大変なことが起きる」と勝手に悪夢の展開を考え始めていたこと。

自由に夢をデザインできるのに、いつもの自分のパターンを想像し始めてしまうから、このトレーニングはおもしろいのです。

１０００億円持っていて自由にお金が使える、と夢をデザインし始めても、「夢の中ではお金がなくたって、すべて実現可能だからつまらない」などと妙に現実的なことを考えてしまうこともあります。

もしつまらないと思ったなら、ちがう夢をデザインしていけばいい。

南の島の海辺でのんびりしている夢はどうかな……それもなんだか退屈だな……では、海まで歩いていける豪華な別荘をデザインするのはどうだろう。

そんなふうに海まで歩いて行ける理想的な別荘を思い描き、金色に輝く波の上をサーフィンしている夢をイメージすると、私はいつの間にか眠っていました。

いろいろな夢をデザインしてみて、「**自分が本当に求めているもの**」が見つかると、心地よい眠りの中に落ちていきます。

だから、次々と夢を塗り替えていくのがいいのです。

たとえば、「病気の人を触っただけで癒す力」の夢をデザインしてみたけれど、「なんかちがうな！」と思ったら、その夢をクシャクシャと丸めて捨てるような感じで、次の夢のデザインをしていく。

自分がデザインした夢を「これはちがう」と丸めて捨てれば捨てるほど、自分が本当に求めていることに近づいていきます。そして、**自分が本当に求めているものに到達したとき、無意識が働いて心地よい眠りに誘われていく。**

夢の中ではデザインした夢を見たのか、別の夢を見ていたのかは思い出せないけれど、現実世界でのアサーティブネスが変わっていきます。

自分が本当に求めていることをうまく主張できるようになり、自分の現実が変わっていく。

これまで何もかも思い通りにいかずにストレスがたまっていたのは、「自分が本当に求めているものを主張していなかったから」ということに気づくのです。

ワンオペ状態でイライラが止まらない……

ある女性は、同僚や部下に仕事を頼んでも、自分のやってほしい通りにならないので、いつも自分ひとりで仕事を抱えていました。

すると周りの人たちは、その女性にどんどん仕事を押しつけて仕事をサボるようになりました。

そんな状況を上司に伝えても、「まあ、あなたがなんとかしてよ！」という感じで、ちっともこちらの大変さがわかってもらえなかったのです。

家では、子どもたちは自由気ままに過ごしているので、忙しい朝でもダラダラしてなかなか保育園に行く準備をしてくれません。夫は早朝に家を出てワンオペ状態。忙しさからついイライラして、「早くしなさい！」と怒鳴ってしまいます。

怒鳴ったら、子どもたちは泣いてグズって、登園時間がどんどん迫ってくるのがわかっているのに、イライラを止められません。

日々の忙しさから眠る前までイライラが止まらず、なかなか寝つけない日々を過ごしていました。

そんな女性が「**幸せな夢をデザインする方法**」を使ってみることにしました。

夢だから、自由にデザインできるはずなのに「ゾンビに追いかけられる夢」や「同僚と口喧嘩をして相手に謝罪させる夢」などが勝手にデザインされてしまうので、「ちがうんだよな〜」とクシャクシャと丸めて捨てていきます。

そして、新たに夢のデザインをしていると、「仕事で上司から認められて昇進する夢」も出てきますが、それもしっくりこず、丸めて捨ててしまいます。

すると、夫と二人で高い山を登っている夢が思い浮かんできます。

標高が高い山で周りには雪があるのに、夢の中だから防寒や登山の装備がいっさい必要ありません。お気に入りのTシャツと短パンを着て、二人で楽しそうに山のふもとの街を眺めている夢。もっと上からの風景を眺めたくなり、二人で軽快に山を登っていく夢をデザインしたとたん、心地よい眠りの中に落ちていきました。

力まなくても、自然に思いが伝わる

朝起きたときに、比較的気分がスッキリしていて、「あれ？　気分の重さが軽減しているかも」と不思議な気分。

いつもだったら余裕がなく、子どもたちにイライラするのに、保育園に行く直前までほうっておくことができて、しかもちゃんと時間に間に合っています。

通勤中に、苦手な職場の人のことを思い出してしまい、気分が重くなったのですが、実際に顔を合わせてみると、やりとりもスムーズで少し元気が出てきます。

仕事を終えて、子どもたちの食事をすませて寝かしつけると、「今日はどんな夢をデザインしようかな？」と布団に入るのが楽しみになってきます。

前回の夢の続きでもいいし、さらに空を飛べる夢だっていい。いくつか夢をデザインして丸めて捨てているうちに、いつの間にか心地よい眠りに落ちていく。

それをくり返していたら、子どもが自分たちでちゃんと保育園に行く用意をしてグズらなくなっていて、ちょっとびっくりします。

職場でも、同僚や部下に仕事を気軽に振り分けられるようになり、上司にもそのチェックをお願いできるようになります。「ちょっとラクに仕事ができるようになったかも」とうれしくなります。

「これってもしかしてアサーティブネスができるようになったから、ちゃんと相手に自分が求めていることが伝わるようになったの？」と思ったのですが、意識して頼み方を変えたりはしていないので、不思議な感じです。

自己主張をしているつもりはなく、自然体で「これお願い！」と渡しているだけなのに以前と何がちがうんだろう？

そういえば、子どもたちも細かく指示していないのに勝手に動いてくれています。

私が求めていることを力んで相手に伝える必要がなくて、自然と伝わるのがアサーティブネスなのかもしれない。

訓練の効果が出ているのがうれしくなって、さらに夢をデザインしたくなっていたのです。

第4章

無意識さんの力で見える世界が一変する

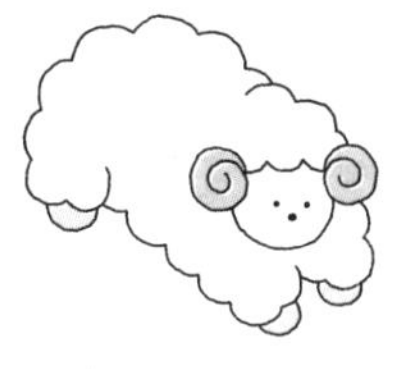

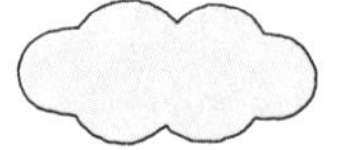

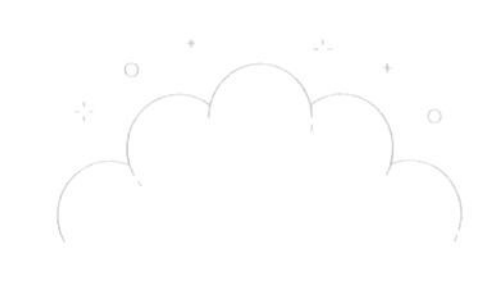

深い眠りとともに、「本当の自由」が手に入る

不安や恐怖がどんどん消え去っていく

第3章では、意識から無意識へのバトンタッチをスムーズにすることで心地よい眠りに入る方法を紹介しました。

これまでご紹介したトレーニングを続けていると、よく眠れるようになるだけではなく、起きているときも無意識の力が働くようになります。

この章では、ぐっすり眠ることによって得られるもの――アイデアが無限に出るようになる、ムダな緊張感がなくなる、本当にやりたいことが見つかる、人間関係がうまくいくなど、眠りの効果をご紹介していきます。

この章を4つある章のうちの最後に読むことで、無意識さんがあなたの人生を強力に後押ししてくれるようになり、明らかに「見える世界」が変わってきます。

次の女性も見える世界が変わったひとりです。

ある女性は、「仕事ができる」と評判で、職場で一目置かれていました。本人も「私は他の人よりも仕事のコツをつかむのが早いし、優秀だし、周りの人が気づかないような本質的なことにも気づいている」という自信がありました。

ところが、職場にある男性が転職してくると、急に居心地が悪くなってしまったのです。

その男性はとても優秀なのですが、女性が会議中にちょっと発言につまったりすると、すぐにあげ足をとるようなことを言ってきます。

最初のうちはあまり気にしていなかったのですが、男性から正論を言われるたびに自信がなくなっていきました。家に帰っても、その人のことが頭から離れません。

「あの人は私のことをよく思っていないにちがいない」

そう思えば思うほど、その男性に対する苦手意識がふくらんでいきました。

自信がなくなってくると、みんなの期待にちゃんと応えられていないような感じがして、「期待されていると思っていたのはかんちがいで、本当はみんなから馬鹿にされているのかもしれない」という不安が頭をよぎります。

「もっとちゃんと仕事すれば、みんなから認められるはず」と思い、家に帰っても仕事をして、さらにスキルアップのために夜遅くまで勉強までしていました。

でも、いい仕事をしようと努力すればするほど、なぜかその男性がますます女性に厳しいことばかり言うようになりました。職場の人たちは誰も助け舟を出してくれず、「私はもうこの職場で必要とされていないのでは？」と絶望的な気持ちになります。そんな日が続き、まったく眠れなくなっていたのです。

そんな女性が、カウンセラーから「**無意識さん**」の存在を教えてもらいます。

カウンセラーから聞いた魔法の暗示フレーズを唱えるようにすると、無意識さんの力が働き始めたのか、深い睡眠が取れるようになっていきました。

夜中まで仕事をするのをやめて、適切な時間に眠るようになると、「**あれ？　なんで**

あんなにあの人のことを怖がっていたんだろう?」と男性に対する見方が変わってきます。

「**あの人は私の足を引っ張る怖い人**」と思っていたのが、「**なんだ！　ちょっと抜けていて天然なだけなんだ！**」と思えて、怖くなくなります。

「今まであの人のことを敵だと思っていたけれど、あの人と私とは、そもそも見ている世界がちがうのかもしれない」

そう思えるようになると、相手の発言がいっさい気にならなくなってきます。

それまで、「みんなの期待に応えなければいけない」といつも緊張していました。

でも、「**みんな自分のことで精一杯で、私のことなんて全然気にしていない**」ということもわかってきます。

みんなが「期待している」と言ってくれているのも、たいして深い意味はない。

「**なんだ！　そんなに期待に応えるために一生懸命にならなくていいんだ！**」と肩の力が抜けていきます。

安心感の中で眠れるようになると、「みんなの期待に応えなければいけない」という目の前にあった灰色のプレッシャーの壁のようなものが取り去られて、「**自分は自由に楽しく好きなように仕事をしていい！**」という世界に変わっていきます。

女性は、今までよりも世界がクリアに見えるようになったことを実感しました。

眠れば眠るほど、無意識が働いて世界が広がっていく感じがします。

女性は「**今見えている景色ではなく、もっと別の風景を見るために眠る**」ことが楽しみになったのです。

無意識の力を使って、目の前に広がる無限の可能性が見えてきたとき、**女性はそれまで灰色の世界に生きていて、何も見えていなかった**ことに気づきます。

眠りの中で無意識の力が引き出されたときに、目の前の灰色の壁はいつの間にか取り払われて、無意識が見せてくれる素晴らしい風景が広がっている。そんなふうに世界の見え方が変わってくるのです。

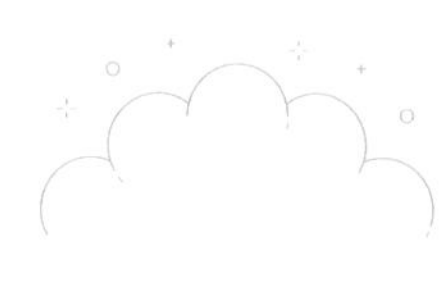

アイデアが無限に出てくる！

「あれもダメ、これもダメ」と否定しない

ずっと考えているのに、いいアイデアがなかなか出ない……。

何か思いついたことがあっても、「あれもダメ、これもダメ」と吟味して否定してしまうと、ますますアイデアが出にくくなります。

アイデアの出し方はいろいろありますが、私がとくに好きなのは、**「ブレインストーミング」**です。これは、浮かんでくるアイデアをいちいち否定せず、次から次へと書き出していく方法です。

たとえば、「ぐっすり眠るにはどんな方法があるか？」と考えてみます。

頭の中に浮かんだことを、「それは無理でしょ！」とすぐに否定しないで、とにかくノートに書き出してみます。

「たくさん食べる」「瞑想をする」「決められた時間に布団に入る」「朝、早めに起きて日光を浴びる」「寝る前にストレッチをする」……どんどん書き出していきます。

すると、ネタがすっかりなくなったときに、突然すごいアイデアが浮かんでくるのです。

この現象はとてもおもしろい。

「このアイデアはよくて、あのアイデアはダメだ」と判断しているのが意識なのですが、**「吟味しない」でアイデアを出していると、意識が働きにくくなって、無意識の力が引き出されていきます。**

自分で限界までアイデアを出したときに、無意識が「こんなのはどう？」と素晴らしいアイデアを出してくれる。「そのアイデア、すごいかも！」とうれしくなります。

無意識が出してくれたアイデアだけが輝いて見えるからおもしろいのです。

ブレインストーミングはひとりでもできますが、複数の人と一緒に行うとさらに効率よく素晴らしいアイデアが出てきます。このブレインストーミングと同じ効果があるのが**「よく眠ること」**です。

いいアイデアがほしいときは、「お題」を頭に入れて眠る

私は「何かいい片付けのアイデアがないかな」と考え始めたら、「無意識さんに任せちゃおう！」と思って、自分で考えるのをやめます。

夜にぐっすり眠り、朝起きてしばらくすると「あ！　いいアイデアがひらめいた！」となるのは、寝ている間に無意識が無限の力を使ってアイデアを授けてくれたから。

最初のうちは、目が覚めたときに「たいした夢を見なかったし、起きたときも何もひらめいていないぞ！」と思っていました。

でも、しばらくすると、素晴らしいアイデアが次々とひらめいてきます。

そのアイデアはブレインストーミングしたときのように、他のアイデアとちがってキラキラとしているから、無意識が教えてくれたものだとわかるのです。

いいアイデアがほしいときは、お題を頭に入れて眠ってみる。すると無限の力を秘めた無意識が働き、素敵なアイデアを授けてくれるようになります。

このアイデアが出てくるしくみについて簡単に説明すると、ひとつには脳内の〝**炎症物質**〟が関係しています。

「アイデアが浮かばない」とストレスを感じてしまうと、脳内に炎症物質がたまり、頭がうまく働かなくなります。

適切な時間にぐっすり眠れるようになると、脳内の炎症物質が減り、本来の自分の能力が使えるようになり、いいアイデアが浮かぶようになるのです。

もうひとつ関係しているのは「**脳内の網の目の細かさ**」です。

「網の目」とは、脳内の「グリア細胞」のこと。天才理論物理学者のアルベルト・アインシュタインの脳には、このグリア細胞が普通の人の2倍近くあったことが確認されています。グリア細胞が多ければ多いほど、脳の情報伝達の効率化を高めることができます。

脳内の網の目が細かければ細かいほど、**「この可能性もあの可能性も、こんな可能性もある」**と状況に合わせてありとあらゆる可能性を考えて、柔軟に対応することができます。

でも、網の目が粗ければ**「この可能性しかない！」**と、限られた選択肢しか思い浮かばず、すぐにアイデアがどん詰まり状態になってしまいます。

寝ているときは無意識が働くので、脳内の網の目が粗い私でも**「あれ？　こんな展開はいつもの私だったら考えられない！」**というようなことを夢の中で体験できます。

無意識の可能性は無限です。意識が働かなくなった眠りの中で、ふだんは考えられないような可能性を夢の中で無意識が示してくれる。そして眠れば眠るほど、脳内の網の目が細かい人のように、ありとあらゆる可能性を夢の中で体験することができる。

だから、起きているときに「これまでの私だったら、絶対にひらめかないようなことがひらめいた！」という現象が起きるのです。

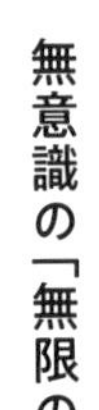

無意識の「無限の可能性」

眠るとアイデアが無限に出てくる。

このことについて、私は何度も不思議な体験をしています。

たとえば、アイデアがほしいテーマを心に留めたまま眠って起きたときに、「あれ？なんだ？　この言葉は？」と全然知らない単語が頭から離れなくなってしまったことがありました。

全然知らない言葉なので「なんのこと？」と思って忘れようとしても、頭の中にくり返し出てくるので、調べてみると、**「うわ！　これって私が求めていたアイデアの答えだった！」**とびっくりします。

全然知らない言葉が突然浮かんできたら怖いですが、これが眠っているときの無意識の力で「無限の可能性」なのです。

眠れば眠るほどいくらでもアイデアが浮かんでくるのは、眠っているときに、無意識が私が求めていることをちゃんと与えてくれるからなのです。

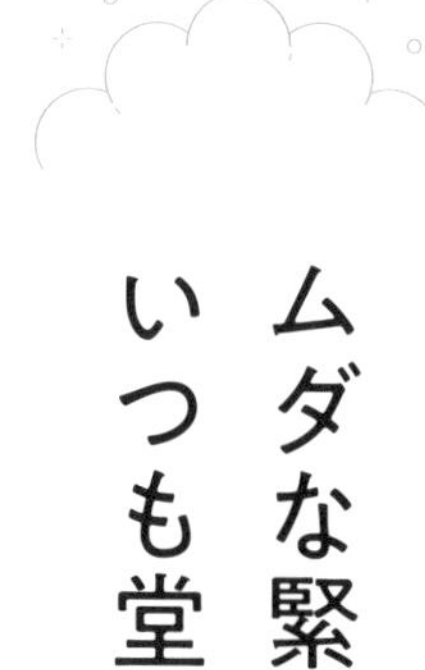

ムダな緊張感がなくなり、いつも堂々としていられる

「悪く思っているにちがいない」という決めつけ

人と話をするときに、いつも緊張してしまう。

緊張していると、自分の言いたいことを相手にうまく伝えられなくて、「相手から変に思われたかも」と不安になりやすくなります。人と話すときに**「誤解されないように」と考えすぎて、ますます緊張してしまうようになる**のです。

たとえば、近所の人とバッタリ会っても、緊張してしどろもどろになってうまく話せず、「変な人だと思われたかもしれない」と落ち込む、といったようなことです。

私自身がそんな調子だったので、「人に対する緊張がなくなればどんなに生活がラクになるだろうか」とずっと悩んでいたのです。

緊張の原因は、「相手からこう言われたらどうしよう」と話す前から考えてしまうことです。緊張しやすい私は「緊張しないように前もって考えておく」と転ばぬ先の杖的に行動しているのに、考えれば考えるほど「でも、こんな大変なことになったらどうしよう？」と最悪なことが浮かんできて、どんどん緊張が高まってしまいます。

たとえば、クレジットカードを電話で解約するときも、「どうして解約するんですか？」と聞かれたらどうしよう、などと考え始めてしまって、電話をかけること自体がおっくうになります。

「解約するときにペナルティがあると言われたらどうしよう？」など、言われてもいない最悪な事態を想定してしまう。

電話をかけるときにはバリバリに緊張して、「あわわ」とまともに話ができません。

「知らない相手と話すのは苦手で、話すときに必ず緊張してしまう」という自己暗示まで、生み出してしまっているのです。

ふだんから緊張しがちな私は、いつも「相手が私のことを悪く思っていたらどうしよう」と相手の気持ちを勝手に想像して、「悪く思っているにちがいない」と決めつけています。

「自分の気持ちすらわからないのに、相手の気持ちがどうしてわかるの？」と自分にツッコミたくなりますが、相手の気持ちが手に取るようにわかる気がするのです。

そして、「あの人の気持ち」を想像してしまうと、どんどんあの人に対する緊張が高まっていきます。

実は、人に対する緊張感も「ぐっすり眠ること」によって解決します。

無意識さんが〝緊張感〟を消してくれる

適切な時間によく眠れるようになると、人に対する緊張感は自然と取れていくようになります。

「他人から誤解されなくなった」「言いたいことを言っても、良好な人間関係を築ける」「初対面の人でも全然緊張しなくなった！」となるからおもしろいのです。

スマートウォッチで睡眠の記録を見てみると、私の場合は夜の10時半までに眠ると、「深い睡眠（ノンレム）」と「浅い睡眠（レム）」のバランスがよく取れるようです。

ただ、その時刻を過ぎてしまうと、深い睡眠がまったく取れなくなってしまいます。

なぜここで、「深い睡眠」と「浅い睡眠」の話をするかというと、**「深い睡眠」が「対人関係」に大きくかかわっている**からです。


学生時代、神経生理心理学の授業で「**人は深い睡眠のときに悪夢を見ている**」と習いました。これは、深い睡眠のときに、恐怖や怒りを感じる脳の部位が活発に活動するからだそうです。

でも、深い睡眠で見た夢は、深い睡眠時に起こされなければ、ほとんど覚えていません。

実はその深い睡眠のときに、無意識が対人関係のありとあらゆる可能性を検証してくれています。 悪夢だから最悪なことが起こっているわけです。

夢の中で最悪な体験を一度しておくと、現実に最悪な場面になっても、何も考えなくても自動的に対処できるようになります。

自分で考えなくても、無意識が夢の中でありとあらゆるシミュレーションをやってくれているから、どんなことが起きても冷静沈着に対処できる。だから、誰と接していても「あれ？　全然緊張しないで素のままの自分で話すことができる」となるわけです。

いちいち最悪なことを想定する必要がないのは、もう眠りの中で無意識がそれを十分にやってくれているから。無意識が夢の中でありとあらゆる人の気持ちを体験させてくれているから、「別に相手からどんな感情を向けられたって驚かない」と堂々としていられるようになるのです。

誰かと話して緊張したときは、「あ！　ぐっすりと眠ればいいんだ！」と思いましょう。勝手に相手の気持ちを決めつけることがなくなり、気持ちよく相手とコミュニケーションが取れるようになります。

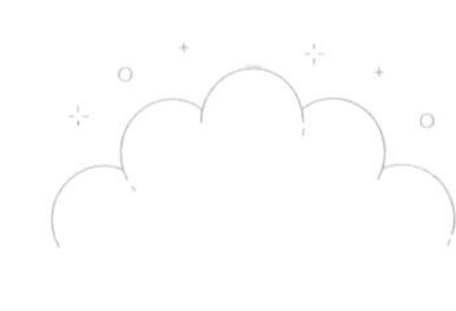

本当にやりたいことが見つかり、フットワークが軽くなる

やりたいことがわからなくなる理由

「自分のやりたいことがわからない」と悩んでいる人は多いようです。

もし、「やりたいことを見つけたい！」と思うのであれば、やりたくないことを全部やめてみると、「本当に自分がやりたかったこと」が見えてきます。

やりたくないことをやっているから、「やりたいこと」がわからなくなってしまうのです。

この「やりたいことがわからない」という悩みは、**「学習性無力感」**が原因となっている場合があります。

「学習性無力感」とは長期間ストレスにさらされることで、「自分は何をやってもムダ」と思ってしまい、そこから抜け出す努力すらしなくなってしまうことです。

この学習性無力感について、ある有名な実験があります。

電気ショックが襲ってくるケージの中に犬を入れて、電気ショックを流し続けると、犬はケージから出ようと必死になるのですが、どうやっても出られないので、やがて抵抗しなくなります。

ケージの扉を開けて、いつでも逃げられる状態になっても、犬は無気力状態になってそこから逃げようとしなくなってしまうのです。

これはひどい実験なので、今は決してやってはいけないのですが、やりたいことがわからない人は、まさにこの状態になってしまっています。

「やりたくないこと」は電気ショックと同じです。

「やりたくないこと」ばかりやり続けていると、気力がわかなくなり、「学習性無力感」に陥ってしまう。するど、自由になっても、やりたいことがわからなくなります。

やりたくないことをやると電気ショックが起きたような状態になるのであれば、「うわ！　やりたくないことをやめなきゃ！」となりますよね。でも、学習性無力感に陥ると、「生活のためにやりたくないことでもやらなきゃ」と思ってしまう。

周りの人から「そんなの、やめちゃえばいいじゃない！」と言われれば言われるほど、「でもやらなくてはいけないから」と電気ショックを受け続けて、ますますやりたいことがわからなくなり、自由になることを選択できないのです。

そんな状態から脱するためには、「眠り」が役に立ちます。

眠りで記憶が〝美化〟される

スマートウォッチで私の睡眠パターンを見てみると、やりたいことにしっかり取り組めているときは、「教科書に出てくるようなものすごくきれいな睡眠パターン」になっています。

でも、やりたくないことをやっているときは、睡眠パターンがバラバラで深い睡眠がまったく取れていません。

睡眠パターンがきれいになっているときは、眠っているときに無意識が記憶を適切に整理しているということ。

でも、睡眠パターンが乱れてしまうと、記憶や感情が適切に整理されずに散らかったままになってしまうのです。

トラウマ（心の傷）の研究で有名なベセル・A・ヴァン・デア・コルク博士から直接聞いた話なのですが、博士の祖父はオランダの軍人で、戦時中に日本軍の捕虜になっていた時期があったそうです。

博士の祖父は終戦後、「日本人はとんでもない奴らだ！」と言っていたそうですが、何度も「眠って、起きて」をくり返すうちに、「日本人は戦友だ」と記憶が美化されていったそうです。

ぐっすり眠ることで記憶が整理され、「嫌だ！」と思っていたものが、美化されて「いいもの」に思えてくる。

こんなふうに、「やりたくない」と思っていることでも、何度も眠っていると記憶が整理されて、「もしかしてそんなに嫌なことじゃないのかも」に変わっていきます。

「やりたくないことをやっている」と思っているのは、もしかしたら眠りによって記憶が適切に整理されていないから、「やりたくない」という気持ちのまま、残ってしまっているのかもしれません。

やりたいことはたくさんあっていい！

眠っているうちに無意識が適切に記憶を整理してくれると、記憶は不思議と美化されます。すると「やりたくないこと」と思っていたものが電気ショックではなくなり、睡眠パターンが整ってきます。

「あれ？　私のやりたいことってこれかも！」とやりたいことがどんどん浮かんでくるようになります。

学習性無力感に陥っていた記憶も美化されるから、自由にやりたいことに取り組めます。「これがやりたいかも」と思ったら、気軽に挑戦できる状態です。そして挑戦しているうちに、別のやりたいことが見つかったら「こっちもやってみたい！」と躊躇なく取り組めます。

やりたいことはたくさんあってもいいのです。

いくつも同時にやりたいことをやっているうちに、そのやりたいことの中に共通点が見つかり始めます。そうした体験の情報が、眠るうちに適切に整理されていき、**「本当のやりたいことはこれだったんだ！」**というものが見つかるのです。

無意識が眠りの中でしてくれる記憶の整理は本当にすごい。フットワークを軽くするだけでなく、本当にやりたいことを見つけてくれるのです。

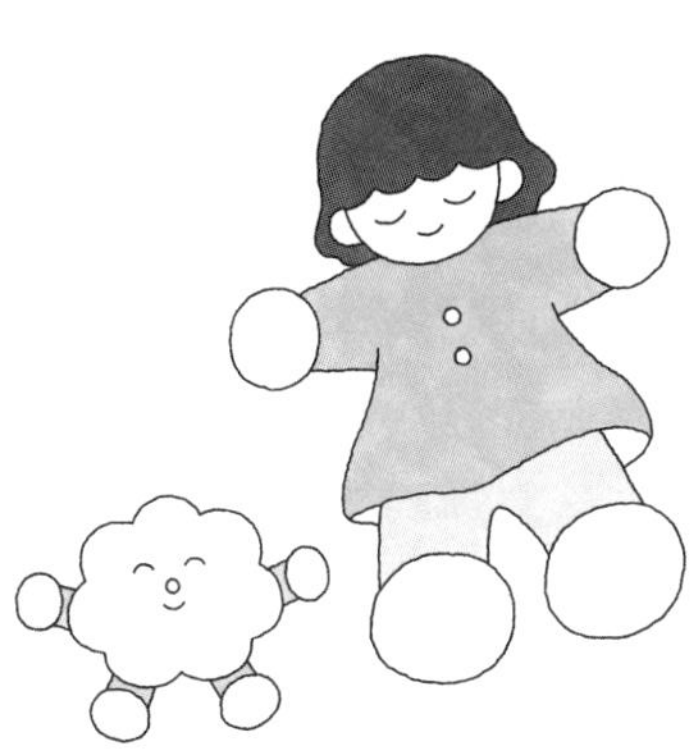

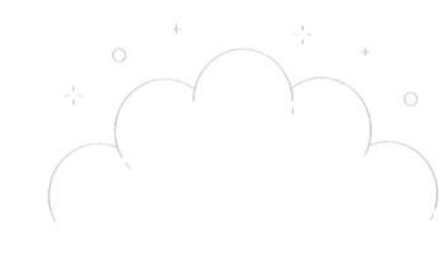

無気力状態から抜け出していく

体内の〝炎症〟が無気力を引き起こす!?

仕事のストレスが多い人は、休みの日になると、何もやる気が起きずにダラダラしてしまいがちです。

人はストレスを感じたとき、脳内に「ストレスホルモン」が分泌されます。

ストレスホルモンが分泌されると、ストレスに対応するために血流が上がったり、血糖値が上がったりしますが、その過程で血管が傷つき、炎症が起きます。

炎症が起きると炎症物質が脳に影響を及ぼして、脳の機能がうまく働かず、「無気力」になることもあります。

実は体のどこに炎症があっても、炎症物質が血管を通じて脳に影響を及ぼし、無気力状態になりやすくなってしまいます。

私なんて、転んで手首をひねってしまい、腫れて炎症が起きたときにも何もやる気が起きなくなったことがありました。

「ケガをした」「青あざになっている」などの場合は、炎症が起きているのが目で見てもすぐわかります。一方、ストレスで血管が傷ついて炎症を起こしている場合は、目に見えないから「炎症なんて関係ない！」と思ってしまいがち。しかし、実は無気力状態になっていること自体が、炎症が起きている証拠だったりするのです。

そんなときにぐっすり眠ると、無気力状態が治ってきます。

特定の時間帯にぐっすり眠ると、**「体のダメージを修復する成長ホルモン」**が分泌されます。眠る時間帯については諸説あるようですが、私の場合は午後10時から午前2時の間にぐっすり眠ると効果てきめんです。

成長ホルモンによって、見えない部分の体のダメージが修復されていく。

脳が炎症物質から解放されることで、無気力状態から回復していきます。

やる気が出ないのはあなたのせいではない

私の場合、休みの日に何もやる気が起きないからといって、昼間からダラダラ長時間寝てしまうと、一番眠っていたい時間帯にしっかり眠れず、途中で目が覚めます。実際にスマートウォッチで睡眠パターンを見てみると、全然深い睡眠が取れていません。朝起きても、まったくやる気がわかず、仕事に行くこと自体がストレスに。仕事に行くストレスでさらに血管が傷つき、炎症がひどくなって、無気力状態に拍車がかかります。

ちなみに炎症が脳に与える影響は、気力の問題だけにとどまりません。怒りっぽくなったり、音や匂いに敏感になったり、「希望が見えない」と絶望的な気持ちになったりすることもあります。

怒りっぽくなったり、音などに敏感になったりすることで、ストレスを感じる回数が増えます。そのたびに、血管にダメージが加わり、炎症物質で脳がまともに機能しなくなってしまいます。

炎症によってまともに脳が機能しなくなると、「ちゃんと寝なきゃ」と思っていても、自分の行動を制御することができなくなり、「また、動画サイトをダラダラ見ちゃった」ということになりがちです。すると、成長ホルモンで体のダメージを修復することができず、どんどん体を蝕んでいくことになります。

いつまでもダラダラして眠る気になれないときは、**「眠って炎症を治そう！」**と思ってみましょう。ダラダラしてしまうときは、「またダラダラしちゃった！」と自分を責めてしまいがちですが、自分を責めるとそのストレスでさらに炎症が起きて無気力が改善されにくくなってしまいます。

だから、**「炎症のせいで無気力なんだな」**と思って自分を責めないであげると、次第に眠りで炎症を修復するホルモンが分泌されて、炎症が治まります。

炎症物質の影響を受けていた脳も本来の状態に戻って、無気力状態から脱することができるようになるのです。

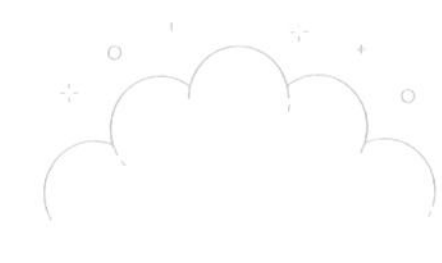

人間関係で悩まなくなる

気を使えば使うほど、嫌われる？

子どもの頃、「人の気持ちを考えて行動しなさい」とよく親から怒られていました。

でも、友だちの気持ちを考えれば考えるほど、関係がうまくいきません。

一生懸命、相手の気持ちを考えて、相手のことを悪く思わないように気をつけているのに、いつの間にか仲間から外れて孤立してしまう。

そして、人の気持ちをあまり考えないような子たちがみんなで仲良くやっていて、うらやましく思っていました。


仕事でも、上司の気持ちや同僚の気持ちを考えて行動すると、最初のうちは「気が利くね」と重宝されます。でも、そんな私の態度に対して、上司がどんどん横柄になっていくのです。

悲劇的なことに、上司の気持ちを誰よりも考えている私よりも、全然考えていないダメダメな人のほうが上司から可愛がられています。

同僚に対しても、ものすごく気を使っているのに、いつの間にか自分以外の人たちが結束していて、「みんなから裏切られた」という事態が起きます。

人間関係は、不思議なことに相手の気持ちを考えれば考えるほど「どんどん関係が壊れていく」という現象が起きます。

エラー（失敗）の研究で、高速道路でパトランプを点灯させて止まっているパトカーの近くを車で通過するとき、「パトカーにぶつかってはいけない」と意識すればするほど、ハンドルがパトカーのほうに向かっていってしまい追突する、という結果が出ています。

人間関係でたとえると、「相手から嫌われたら嫌だな」と思っているのが、高速道路でパトランプが点灯している状態。そして「ぶつかっちゃいけない」と考えるのが「相手の気持ちを考える」に当たります。パトライトが点滅しているのが気になると、パトカーにぶつかりたくないと思っているのに、パトカーの方向に向かってしまうのと同じように、相手に嫌われたくないと思いすぎると、かえって嫌われる方向に向かってしまいます。

相手の気持ちを考えれば考えるほど、ハンドルが「パトカーの方向」に向いてしまうように、「ガッシャーン」と人間関係を壊してしまう。

私はずっとこれをやってきて、人間関係のトラブルを次から次へと起こしてしまっていたのです。

よく「あの人は場の空気が読めない人」と嫌われてしまう人がいますが、話を聞いていると、私の場合と同じ。

相手や周りの人のことを考えすぎてしまって、空回りした結果、空気が読めない発言をしてしまっていたのです。

人間関係は無意識に任せるほうがうまくいく

子どもの頃、私は人間関係で嫌なことばかりで、ずっと人の気持ちを考えていたので、勉強なんていっさいする時間がありませんでした。

でも、逆に**「勉強が忙しくて人の気持ちを考えている余裕がない」**と思ったときに、**「あれ？　人間関係のトラブルがなくなったかも！」という状態になって、びっくりしました。**

仕事を始めたばかりのときも、「忙しくて、覚えることがたくさんあって相手の気持ちを考える暇がない」と倒れ込むように寝ている毎日で、そのときは「これまでの人生で一番人間関係が良好なんですけど！」となっていました。

でも、だんだん仕事に余裕が出てきて、周りの人の気持ちを考えるようになったら、また人間関係がトラブルだらけになってしまっていたのです。

そのうちに**「よけいなことを考えるから人間関係のトラブルが発生するのかも」**と

気づくのですが、眠ろうとすると、昼間に起きた出来事とそれにまつわる登場人物が出てきて、グルグルと相手の気持ちを考え始めて止まらなくなります。

そんなある日、「私の発言のせいで相手がどんどん怒り出して大変なことになっていく！」という夢を見て、ものすごく目覚めが悪かったことがありました。

その夢から1カ月後、仕事関係の人と話していたら「あれ？　この場面って一度体験したよな」とまさに、私が夢で見た会話のやりとりが、実際の場面で再現されていたのです。

そして「あ！　ここで私がよけいなことを言ったから相手が怒り出したんだよな」と思い出し、私は夢の中とは別の選択肢を取ります。すると見事に悪夢を回避することができたのです。

私は日頃から、相手の気持ちを考えすぎないように努力しているのですが、不安が高まると相手の気持ちを考えずにはいられませんでした。

そんな私が、「**眠りの中で無意識に任せればいいんだ！**」と思うと、よけいなことを考えないで眠りに任せることができるようになります。

人間関係がどんどん改善されていったのは、夢の中でちゃんとトラブルを回避するための情報を無意識が与えてくれているから。

時折「あれ？　この場面って！」というデジャヴがあるのですが、それは眠ることで無意識が与えてくれている「**人間関係の知恵**」だったりするのです。

人間関係は思っているよりも複雑です。自分で改善しようと試行錯誤するよりも、その複雑な人間関係に対応できる無意識に任せるほうが、どんどん改善されることを実感できます。

もちろん、人間関係のトラブルはゼロではないのですが、トラブルがあったとしても眠って無意識に任せることで、無意識がちゃんと対処してくれる。深く眠ることは、人間関係の改善にも役立つのです。

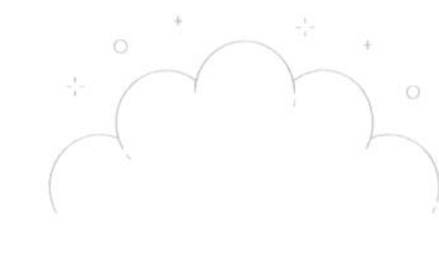

気がついたらありのままに生きていた

「演じていた自分」に気づく

振り返ってみると、眠りが浅かったときはいつも周りの目ばかりを気にして、自分らしく生きられていなかった気がします。

よく眠れるようになると、ありのままの自分で生きられるようになります。

人前で緊張したり演じたりすることなく、素のままの自分でいられる。

人前で緊張したり演じたりしてしまうのは、素のままの自分を認められず、自分自身を受け入れられていないから。

「あの人はどう思っているんだろう」「悪く思っているにちがいない」など、相手の気持ちばかり考えてしまうと、「ありのままの自分でいてはいけないのでは?」と不安になって緊張して、別物の自分を演じてしまいます。

人前では自分らしくいられなくなって、いつも誰かを演じている感じになってしまうのです。**人前で緊張するのも、ある意味で「緊張する人」を演じている**わけです。


人によっては、人前で「真面目な人」を演じていたり、なぜか「不機嫌な人」を知らず知らずのうちに演じ続けてしまったりしています。

ありのままの自分では自信がないから、「不機嫌な人」を装って自分を守る必要があったり、ありのままの自分を認められないから、「真面目な人」を演じたりする必要があるわけです。


演じることはたしかに人間関係を良好にしたり、社会に適応したりしていくための大切なスキルです。でも、自分以外の誰かを演じ続けていると、脳内にどんどんストレスがたまっていきます。

そのストレスによって血管が傷ついて炎症が起き、脳が炎症物質の影響を受けて、本来の自分の能力を発揮できなくなってしまいます。

よく眠れるようになると、人間関係の心配ごとはすべて夢の中で無意識が対処してくれるようになります。「最悪」を想定して誰かを演じなくても、ありのままの自分でいられるようになる。人間関係について心配することが少なくなり、誰かを演じる必要がなくなる。

すると、ストレスが軽減し、脳が炎症の影響を受けなくなるから、**「本来の自分」**に戻っていく。

本来の自分に戻ると、誰かを演じたり、周りを意識したりしなくても、気力がわいて、ありのままの自分でその状況を楽しむことができるようになります。

「新しいアイデアを出すのが苦手」「初対面の人と話をするのは緊張する」という特徴が「ありのままの自分」だと思っていたけれど、しっかり眠って無意識に委ねると、それも**「周りの人たちに合わせて演じていた自分」**だったことが見えてきます。

よく眠ればアイデアは無限に出てくるし、初対面の人との緊張もいつの間にか消え去っていく。

「経験を積んできたからアイデアがたくさん浮かぶようになった」「年齢を重ねたから初対面の人でも緊張しなくなった」と、睡眠以外の原因を探したくなるかもしれません。でも、実際はよく眠ることで無意識が働いて、ありのままの自分に戻っただけ。

「自分はビビリで弱虫」と思っていたけれど、無意識が「ありのままの私は真逆」であることを教えてくれる。周りに適応するためにつくりあげた自分自身のキャラクターであって、ありのままの自分ではないことが見えてくる。

ありのままの自分になったときに、「やりたいことが見つからない演技」をもうしなくなるから、少しでもやりたいと思ったら、フットワーク軽く挑戦することができるようになる。

挑戦して失敗したときは、「いじけてやる気をなくして無気力になってしまう」と思っていたけれど、それも周りに適応するためのキャラクターだった。

よく眠るようになると、無意識がそんなことにも気づかせてくれます。

「失敗」と思っていた経験は、ぐっすり眠ることで自分が思いつかないありとあらゆる方向に活かされていきます。

失敗すると、すぐにいじけてあきらめるキャラクターも、周りに合わせて適応するために自分自身がつくりあげてきたことに気づき、ありのままの自分で生きることが楽しくなってくる。


これまで「ありのままの自分でいる」というのは、「弱い自分」も「ダメな自分」も許して認めて受け入れてあげることだと思っていました。

でも、よく眠れるようになると、**「ダメな自分」も「弱い自分」も「周りから受け入れてもらうためにつくりあげたキャラクター」**なんだとわかってくる。

無意識がちゃんと働くようになると、「ダメ」や「弱い」という感覚がなくなっていきます。自分を責めることで自分にストレスを与えて、周りに適応しようとしていたことが見えてくる。


ありのままの自分でいたら、周りの人が自分から離れていってしまう、と不安に思うかもしれない。でも、実際によく眠ってみると、無意識はありのままの自分でいられる環境に導いてくれます。

わざわざ弱いダメな自分を演じて、周りに合わせなければいけない環境ではなくて、「ありのままの自分」でいられる環境へと無意識が誘ってくれる。

そう、よく眠っていると、気がついたら自分の周りがありのままの自分でいられる環境に変わっていくのです。

無意識が「人生の主役が他人ではなくて、自分自身である」と気づかせてくれる。ありのままの自分で生きていいんだ、という実感を与えてくれるのです。

そして、周りにいる人たちはすべて私のために無意識が用意してくれた、ありのままで生きるための脇役であることに気づきます。

深い眠りによってもたらされるのは、誰の喜びでもない、ありのままで生きる私の喜びなのです。

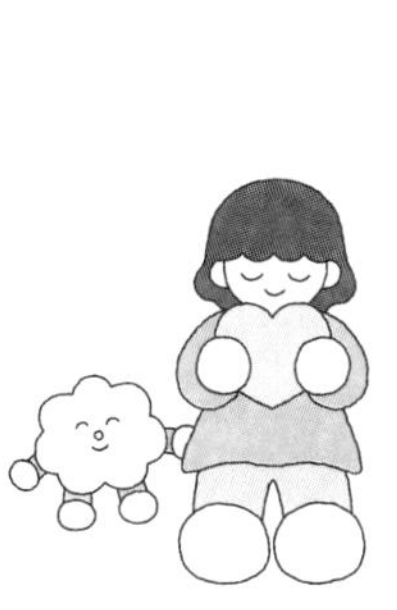

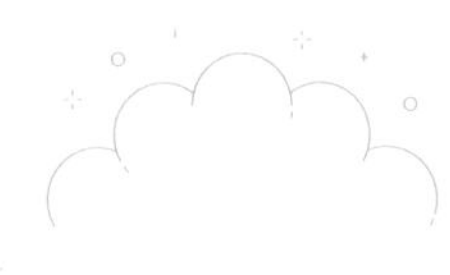

読むだけでぐっすり眠れる物語

ここでご紹介するのは、読むだけで深い眠りに誘われる物語です。文章の途中で主語が「女の子」から「私」に変わる場面がありますが、それは意識を混乱させて無意識の世界に入るためのしかけです。リラックスして読んでみてください。


ある小さな女の子がベッドの中で眠ろうとしています。

いつもだったらベッドに入ると、すぐに心地よい眠気に包まれて眠れるのに、いつまで経っても眠くなりません。

いつものような心地よい眠りに落ちていく感覚が、なかなか女の子を誘いにきてくれないのです。

女の子はいろいろなことを考え始めます。

「さっきお母さんが見つからなくて泣き疲れて寝てしまったから、夜にちゃんと眠れなくなってしまったのかな？」

でも、昼間はさみしくて泣いていたのに、なんでいつの間にか眠ってしまったんだろう？　どうして涙を流すといつの間にか眠ってしまうんだろう？

赤ちゃんも泣いているうちにスヤスヤ眠ってしまう。

涙の中に眠くなる魔法の成分が入っているのかな？

今度泣いたときに、私の涙をお母さんの空の化粧瓶に入れてみよう。

眠れないときでも、瓶に入れた涙があったら眠れるかもしれない。

小さなきれいな瓶に入った涙のことを想像しますが、そんな涙の瓶がなくても、昼間に泣いたように今泣いてみれば、眠くなるかもしれない、と思いつきます。

よし、泣いてみよう、と思って、お母さんが見つからなかったときのひとりぼっちの感覚を思い出そうとしますが、あのときはあんなにさみしくなって泣くことができたのに、全然涙が出てきません。

もしかして、さっき眠ったせいでさみしさが消えちゃったのかな？

女の子は、眠りがさみしさを消し去ってくれたことに気がつきます。

そういえば、友だちとケンカをした日も、夜に心地よい眠りが誘いに来てくれて、朝になったら嫌なことがどうでもよくなっていて、次の日には友だちと何もなかったかのように遊ぶことができていたことがありました。

眠っている間にどんなことが起こっているんだろう？


すると、頭の中に1枚の真っ白な画用紙が思い浮かびました。

頭の中の画用紙には、何か出来事があるたびに、1本ずつ線が描き足されていきます。いろいろな出来事があるたびに、どんどん線が描き足されてごちゃごちゃになっていく。

そんな画用紙に描かれた絵は、ひと晩経つともとの真っ白な画用紙に戻っています。

眠っているときに、私の頭の中にいる妖精さんたちが線の1つひとつをきれいに消してくれているのかな？

たくさんの妖精さんたちが、ごちゃごちゃに描かれた線を不思議なペンで丁寧に消してくれている様子が思い浮かびます。

そんな想像をしているときに、女の子は「眠らせてくれる象さん」のことを思い出します。なかなか眠れなかったときに、鼻の長い大きな象を思い浮かべると、いつの間にか眠ってしまったことがあったのです。

女の子は象さんのことを思い浮かべようか、妖精さんたちのことを思い浮かべようか、ちょっと迷います。なぜなら、妖精さんたちが線を消してくれているのを眺めるのが楽しくなってきたから。

でも、象さんを思い浮かべたときに、また眠れるのかどうかもたしかめてみたい。

そんなことを考えていたら、いつの間にか女の子は、原っぱの向こう側から大きな、大きな象さんがゆっくりと歩いてくる場面を思い浮かべていました。

象さんは明るい太陽に照らされてこちらに向かって歩いてきます。象さんが近づいてくるところを想像しながら、女の子はベッドの横にある白い壁を目を閉じたまま触っていました。

白い壁から伝わってくる、心地よいひんやりとした感触が手のひらに感じられます。その心地よい冷たさを感じていると、小さなその手の温もりで壁が温められて、壁が温かくなっていきます。

象さんを触ったことはないけれど、手のひらで温められた固い壁を触っていると、大きな象さんを触っている気持ちになります。

そして、私はいつの間にか心地よい眠りの中に誘われていきます。

大きな象が一緒にいてくれる安心感からか、体からどんどん力が抜けていきます。

私は深い、深い眠りへとつながっている階段を一歩一歩下りていきます。

一歩階段を下りるごとに私の眠りは深くなっていく。

階段を一歩下るごとに赤ちゃんへと戻ってしまうのでは？　という不思議な感覚になります。

何も考えずに無邪気に眠っていた、赤ちゃんの頃に戻ったらどんなことが起きるんだろう？

私が笑顔になるだけで、みんなが笑顔になってくれた、あの赤ちゃんの頃に戻るために、眠りの階段を下りていくのかもしれない。

階段を下りていくと、私は覚えていないけれど、温かなやさしい腕に抱き締められているような安心感が、布団に包まれている心地よさと共に感じられます。

温かなやさしい腕に包まれ、心地よい眠りに誘われて、私はいつの間にか夢の中で見たこともやったこともないことを体験しています。


私だけでなくて、誰も体験したことがないことをこの夢で体験していく。

私はいつも「周りの人たちはすごい」と、自分ができないことをしている大人たちを尊敬の眼差しで見ていました。

でも、夢の中で大人たちも体験したことがない体験をしている私もすごいのかもしれない、と私の中に小さな光る宝石のようなものを見出します。

この光る宝石のようなものを持っていれば、どんなことがあっても大丈夫。

私は小さな光る石を小さな手でぎゅっと握りしめます。

握りしめた手のひらに、小さな石からひんやりとした感覚が伝わってきます。

そして、私の体温がその石に伝わって、石は輝きを増していくのです。

手の隙間から出てくる石の光を見たときに、「私が握りしめているせいで、この光をさえぎっているのかもしれない」と握りしめていた手のひらを開いてみます。

小さな手のひらにのった石は輝きを増して、あたりを照らし出します。

あたりを見回すと、そこにはこれまで私が体験してきた1つひとつのエピソードが周りの壁にきれいに刻まれています。

小さな子どもが体験してきた記憶の1つひとつを眺めていると、光る石はその子の手のひらから離れて、高く高く上がっていき、そこにあるすべてのものを照らし出します。

そう、そこには、その子がこれから体験するであろう未来の記憶まで刻まれています。小さな子どもは、自分がこれからどんな体験をするのかワクワクしながら、周りに刻まれている未来の記憶をのぞいてみます。

のぞいてみると、どの記憶も未来の記憶のはずなのに、なつかしいような安心できる温かい気持ちになれる。そう、夕日が黄金色に輝きながら、その赤さを増しながらゆっくりと沈んでいくあの感覚。夕日を眺めていると、さらに深い眠りについて、筋肉の1本1本がほぐれていきます。

私の中の筋肉の1本1本がほぐれるときに、頭の中は澄み切った美しい水でどんどん満たされていく。

頭の中が透明な水で満たされていけばいくほど、それまで見えなかったものが見えるようになり、わからなかったものがわかるようになる。

この心地よい眠りの中で、私の中に満たされている水が澄み渡っていく。

私は、私を助けてくれている無意識の存在を、知らず知らずのうちに確認しているのかもしれません。

そう、心の中にやさしい声で「私はあなたと共にいる」と響いてくる。

そして、小さな女の子は心地よい眠りから目覚めるのです。

美しい光に照らされて。

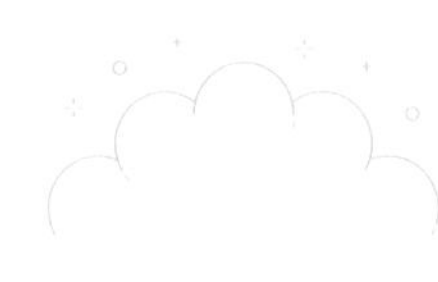

おわりに

「ぐっすり眠れる本」を「無意識」という切り口で書いてください、と出版社から依頼されたときに「大丈夫かな？」と不安になりました。

睡眠の本なら、科学的な観点で書かれたベストセラーがすでにたくさん出ているし、「無意識のことなんてみんな興味があるのかな」と思ったからです。

そんなとき、以前出会った編集者のことを思い出しました。

ある編集者に本の執筆を依頼され、できあがった原稿を渡したら「こんな書き方じゃダメです！」とダメ出しをたくさんされたことがありました。

ダメ出しにめげず、「よ〜し！　今度こそはダメ出しをされないように書くぞ！」と思って書いて渡したのに、さらにすごいダメ出しをされて、「マジか！」と落ち込みます。

それを何度かくり返しているうちに、「この本、私が書かなくてもいいんじゃない？だってあなたからダメ出しをされる文章しか書けないんだから」と思うようになりました。「これ以上ダメ出しをされたら、精神的なダメージが大きくて無理」というところまで気持ちが落ち込んでいたのです。

すると、その編集者が「大嶋さんじゃないとダメなんです！」とものすごい真剣な表情で言ってきます。

私は「大嶋さんしかダメなんです、と言っているわりに、ずっとダメ出ししかしてこないでしょ」と言い返します。

すると、「いや、大嶋さんの本を読んで私、汗が止まらないのが治ったんです！」と編集者の方は恥ずかしそうに言います。

「え〜？　汗が止まるような本を私は書いてたっけ？」と聞くと、「いや、全然汗のことなんて書いていなかったのに、本を読んだらなぜか汗をかかなくなって。人前で緊張しなくなったし、自分の思っていることをうまく伝えられるようになったんです！」と言います。

そのときに、「あ～！　私もそうだったな～」と催眠のお師匠さんのことを思い出しました。

昔、催眠のお師匠さんに「本を書きたいんだけど書けないんです！」と悩みを訴えたときに、お師匠さんから「湖のほとりでマジシャンがね」と全然関係ない話をされて、この話と私の悩みとどんな関係があるんだろう、と考えているうちにいつの間にか眠ってしまったことがありました。

あとになって、お師匠さんの話してくれた物語を思い出そうとしても、「湖のほとりでマジシャンがね」としか思い出せない。

「全然意味がないじゃない！」と思っていたのに、気がついたら文章を書こうと思ってもいつも数行しか書けなかった私が、原稿用紙10枚、30枚、80枚と書けるようになっていました。そんなふうに「無意識ってすごい！」と感動したときのことを、この原稿を書いているうちに思い出しました。

「ぐっすり眠れる本」を書き終えて改めて読み返してみると、無意識にアプローチするための物語がたくさんちりばめられています。

もしかしたら、あの人前で緊張しちゃって汗が止まらなかった編集者のように、「あれ？　まったく別のところで効果が出ちゃったぞ！」という人がいるかもしれない。


無意識と仲良くなる物語を読んでいるだけで、無意識が私たちを知らず知らずのうちに助けてくれるようになっていきます。

無意識は自然と助けてくれるので、自分自身の変化は気づきにくいものです。でも、いつも自分に厳しかった家族や自分の周りにいる人たちがいつもより自分にやさしかったり、笑いも多くなったりして、どんどん変化が見られていきます。


無意識の力によって、自分が変わり、その変化が周りに素敵な影響を及ぼす。「なんだかこれまでとちがう」という驚きとうれしさに心が満たされます。

これまで不安でいっぱいだった世界が、いつの間にか安心できる世界へと変わっていく。無意識がくれたやさしい眠りに包まれながら、そんな予感がしています。

唱えるだけで眠くなる「魔法の暗示フレーズ」

あえて意識を使って眠る方法

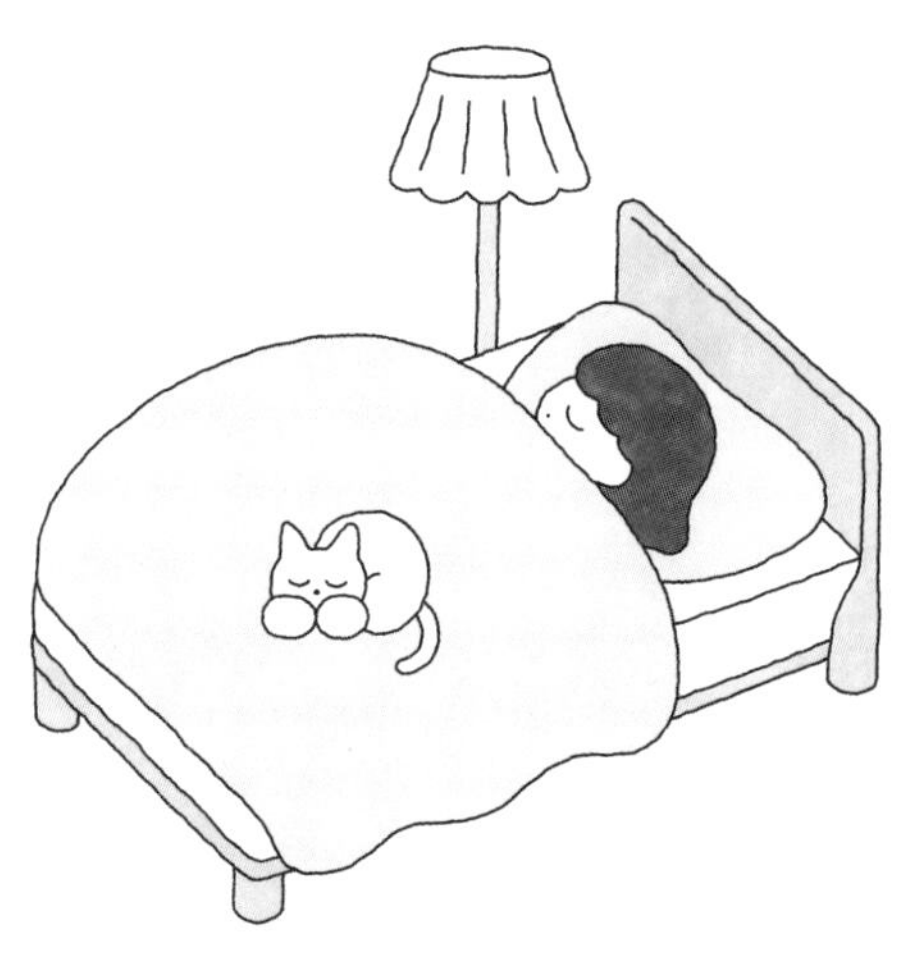

[著者]
大嶋信頼（おおしま・のぶより）

心理カウンセラー、作家、株式会社インサイト・カウンセリング代表取締役。

米国・私立アズベリー大学心理学部心理学科卒業。ブリーフ・セラピーのFAP療法（Free from Anxiety Program）を開発し、トラウマのみならず幅広い症例のカウンセリングを行っている。アルコール依存症専門病院、周愛利田クリニックに勤務する傍ら東京都精神医学総合研究所の研究生として、また嗜癖問題臨床研究所付属原宿相談室非常勤職員として依存症に関する対応を学ぶ。同相談室室長を経て、株式会社アイエフエフ代表取締役として勤務。「どんな人でも心の傷がある。自分でも認識していない心の傷から解放されることで、もっと自由に生きることができるのではないか？」と心的外傷の癒やし、回復に新たな可能性を感じ、インサイト・カウンセリングを立ち上げる。

カウンセリング歴30年、臨床経験のべ9万件以上。

著書にベストセラーとなった『「いつも誰かに振り回される」が一瞬で変わる方法』（すばる舎）のほか、『無意識さん、催眠を教えて』（光文社）、『「空気読みすぎ」さんの心のモヤモヤが晴れる本』（永岡書店）、『「与えあう」ことで人生は動きだす』（青春出版社）など多数。ブログ「緊張しちゃう人たち」や会員制オンライン講座「無意識の旅」をほぼ毎日更新している。

緊張しちゃう人たち　http://insight-fap.jugem.jp/
無意識の旅　https://m2191204.megadoga.com/

無意識さんの力でぐっすり眠れる本

2023年6月27日　第1刷発行
2023年10月11日　第5刷発行

著　者——大嶋信頼
発行所——ダイヤモンド社
〒150-8409　東京都渋谷区神宮前6-12-17
https://www.diamond.co.jp/
電話／03･5778･7233（編集）　03･5778･7240（販売）

ブックデザイン—吉田考宏
装画・本文イラスト—hakowasa
DTP————ベクトル印刷
校正————鷗来堂
製作進行——ダイヤモンド・グラフィック社
印刷・製本—ベクトル印刷
編集担当——林えり

ISBN 978-4-478-11638-8